我的第一本 健步書

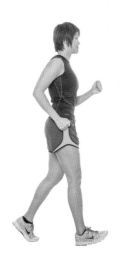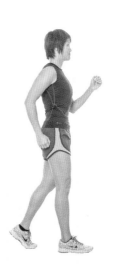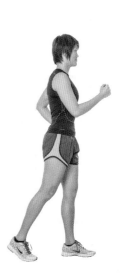

陳啟明·容樹恒·邱啟政 主編　　　萬里機構·得利書局

我的第一本健步書

主編
陳啟明　容樹恒　邱啟政

編輯
黃雯怡

編譯
關晶瑩

運動項目示範
黃洋　黃學穎　劉學霖

攝影
許錦輝

封面設計
吳明煒

版面設計
辛紅梅　何秋雲

出版
萬里機構・得利書局
香港鰂魚涌英皇道1065號東達中心1305室
電話：2564 7511　傳真：2565 5539
網址：http://www.wanlibk.com

發行
香港聯合書刊物流有限公司
香港新界大埔汀麗路36號中華商務印刷大廈3字樓
電話：2150 2100　傳真：2407 3062
電郵：info@suplogistics.com.hk

承印
美雅印刷製本有限公司

出版日期
二〇一五年七月第一次印刷
二〇一五年十月第二次印刷

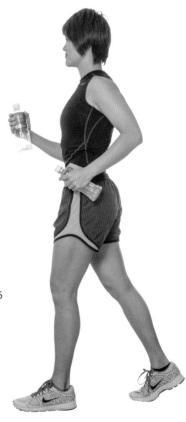

萬里機構　　萬里 Facebook

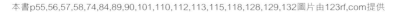

本書p55,56,57,58,74,84,89,90,101,110,112,113,115,118,128,129,132圖片由123rf,com提供

寫作團隊
（按章節排序）

容樹恒醫生
- 香港中文大學醫學院矯形外科及創傷學系榮譽臨床副教授
- 威爾斯親王醫院矯形外科及創傷科（骨科）專科顧問醫生

章節：為什麼說「一天一萬步帶來健康」？

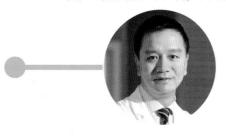

余頌華博士
- 香港中文大學醫學院兒科學系副研究員
- 美國國家體適能協會認可體適能專家

章節：從小開始健步行，有益身心？
　　　　　肥胖兒童怎麼做？

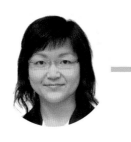

雷雄德博士
- 香港浸會大學體育學系副教授
- 香港運動醫學及科學學會義務秘書

章節：步行是有氧運動嗎？
　　　　　步行與跑步有何分別？
　　　　　競步適合所有人嗎？
　　　　　什麼是健步行（brisk walking）？

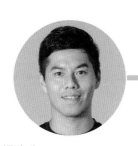

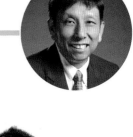

李韋煜先生
- 香港中文大學醫學院矯形外科及創傷學系助理講師及博士研究生
- 前香港甲組足球聯賽傑志足球隊體適能教練

章節：怎樣使用健身室的跑步機作健步行？
　　　　　怎樣簡單地測試身體的能耐？
　　　　　步行到什麼程度合適？
　　　　　怎樣的步行姿勢才正確？
　　　　　如何訂立步行計劃？
　　　　　什麼時間步行最健康？
　　　　　人人都適合行「石春路」嗎？
　　　　　赤腳行及倒後行有益？
　　　　　穿黑色風褸做運動有助減肥？
　　　　　怎樣才最有效減肥消脂？

邱啟政先生
- 香港中文大學醫學院矯形外科及創傷學系講師
- 註冊物理治療師

章節：北歐式健走有什麼優點？
　　　　　上落階梯須要注意什麼？
　　　　　如何有效使用背包及行山杖？

黃家豪先生
- 義肢矯形師
- Sport Alignment 力學矯正鞋墊中心
  總監

章節：暴走鞋及搖擺鞋適合步行嗎？
　　　健步有助治療扁平足嗎？
　　　只有穿着高跟鞋步行才會引致
　　　拇趾外翻嗎？

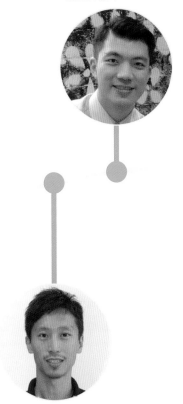

陳振坤先生
- 香港中文大學醫學院矯形外科及創傷學系助
  理講師
- 美國國家體適能總會認可體適能專家

章節：步行的裝備有何要求？
　　　步行前須要做哪些熱身？
　　　步行時怎樣的心跳水平才算正常？
　　　步行後有哪些注意事項？
　　　有什麼訓練能提升健步行的表現？
　　　如何使用步行徑上的健身設施？
　　　行山有什麼須注意？
　　　發生事故時，如何進行簡單急救？
　　　什麼是高山反應？遇到時如何保命？

黃麗虹醫生
- 香港中文大學醫學院內科及藥物
  治療學系副教授
- 香港中文大學肝臟護理中心顧問
  醫生

章節：步行過多會引致盲腸炎？
　　　為什麼走得快會小腹痛？

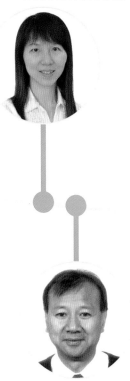

李志瑞博士
- 香港中文大學醫學院運動醫學
  及健康科學理學碩士及學士後
  文憑課程執行總監
- MCSP，註冊物理治療師

章節：健步與散步的功效不同？
　　　錯誤的健走步姿會引發大
　　　問題？
　　　行得多，問題更多？
　　　如何預防健步受傷？
　　　健步時扭傷或抽筋，應如
　　　何處理？

郭志鋭醫生
- 香港中文大學醫學院內科及藥物治療學系教授
- 賽馬會耆智園總監

章節：腦退化症患者怎麼做？

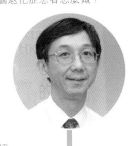

麥耀光醫生
- 心臟科專科醫生
- 香港運動醫學及科學學會會長

章節：低血壓人士怎麼做？
　　　　高血壓人士怎麼做？
　　　　心臟病患者怎麼做？

盧麗愛醫生
- 香港伊利沙伯醫院外科副顧問醫生
- 香港大學及香港中文大學榮譽副教授

章節：素食運動者該吃些什麼？

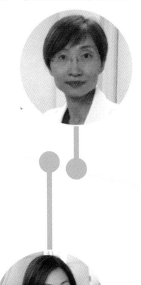

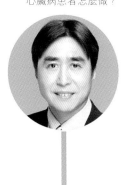

林思為小姐
- 香港營養師協會會長（2007-2015）
- 註冊營養師（澳洲）

章節：進行健步運動要計算飲食嗎？
　　　　水果與豆腐花是健步行的必備小食？
　　　　有沒有可供參考的減磅餐單？
　　　　一邊走路一邊進食會影響消化嗎？
　　　　為甚麼有人說加一點鹽或糖入行山帶
　　　　備的水會更好？

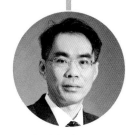

羅尚尉醫生
- 香港中文大學醫學院矯形外科及創傷學系
　榮譽臨床助理教授
- 大埔那打素醫院矯形及創傷外科顧問醫生

章節：骨質疏鬆人士怎麼做？
　　　　關節炎患者怎麼做？

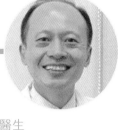

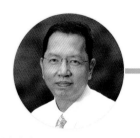

周振中醫生
- 香港中文大學醫學院內科及藥物治療學系內分泌及糖尿科主任
- 威爾斯親王醫院內科及藥物治療部主管

章節：糖尿病患者怎麼做？

鍾維壽醫生
- 香港中文大學名譽臨床副教授
- 大埔醫院精神科部門主管

章節：情緒病人士怎麼做？

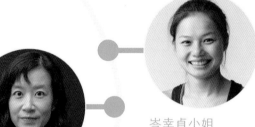

古惠珊醫生
- 香港中文大學醫學院內科及藥物治療學系名譽臨床副教授
- 威爾斯親王醫院內科及藥物治療學系顧問醫生

章節：呼吸道疾病患者怎麼做？

岑幸貞小姐
- 註冊物理治療師
- 香港中文大學運動醫學及健康科學碩士

章節：準媽媽怎麼做？

運動項目示範

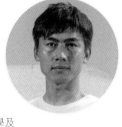

黃洋
- 香港中文大學運動醫學及健康科學碩士
- 香港傑志足球隊隊員

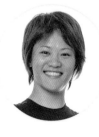

黃學穎
- 香港中文大學運動醫學及健康科學碩士
- 註冊物理治療師

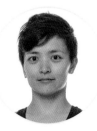

劉學霖
- 香港中文大學運動醫學及健康科學碩士
- 前香港游泳代表隊隊員

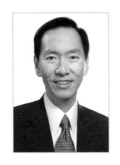

　　我喜愛運動，無論身處香港或海外，每天都必定會早起預留時間做運動，然後才開始一天的工作。不同類型的運動我也樂於參與。當香港中文大學醫學院矯形外科及創傷學系邀請我為《我的第一本健步書》寫序言時，我便一口答應了。

　　我認為步行是最適合大眾的運動。當其他運動或有場地、人數、裝備等限制；步行則有較多的彈性，時間和地點也沒有很大規定，更適合不同年紀和身型的朋友，也不需很多金錢，穿上簡單舒適的服飾，合適的運動鞋，便可以開始踏上健康、快活之路。

　　我們從小便學習走路，我們每天都要走路，每日只需要輕鬆步行約半小時即約一萬步，既不辛苦，又可保持適當的運動量，促進身心健康。

　　步行對很多人看似沒有難度，但當中也有一些學問和小貼士，《我的第一本健步書》一書可助你行出健康、行得更寫意。

陳智思

行政會議成員

序言二

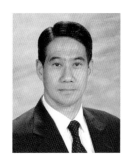

　　轉眼間我已經退休四年多。回想退休第一天早上七點，揹着背囊乘坐巴士前往屯門行山，踏出退休後積極參與行山健體活動的第一步。至今我已經走遍香港各處郊野，從不同角度欣賞大自然的優美風景。我曾經讀過一本有關健步的書籍，指出步行是人類最基本的身體活動模式，認為持續健步運動對身體有很多益處，並推介一個名為「530」的簡單運動方案，即持之以恆每星期5天，每天30分鐘透過健步運動去鍛鍊身體。這個運動方案對工作繁忙一族尤其適用。

　　行山健步是一項簡單而有益身心的運動，老少咸宜，市民大眾可以各適其適，隨意選擇合適的時間及路線，只要穿着適當的服飾及攜帶必需的裝備便可以馬上起程。我相信讀者們會記起在路途上經常談論到有關健步運動的各式各樣問題，由最常見的「步行究竟對健康有何好處？」到一些因個人身體健康情況而引起的擔憂。事實上，我也經常遇到這個情況，但我們都不是專家，對一些複雜的問題往往是一知半解，只能輕輕帶過，找不到正確答案。

　　健步表面是簡單而普及的運動，但要一一理解其背後的學問也並非易事。有見及此，陳啟明教授領導香港中文大學醫學院矯形外科及創傷學系撰寫《我的第一本健步書》一書詳細解釋健步運動對身體的益處及需要關注的事項。此書內容非常豐富，利用問答形式由淺入深，科學化地多角度透視健步運動，為讀者解開疑團。

　　我誠意向各位讀者推薦《我的第一本健步書》。有了這本書在手，行友們可以加深對這項運動的認識，從而提升健步為你們帶來的樂趣和效益。對於尚未決定是否參與健步運動的讀者而言，本書可以循循善誘地令你在走出第一步時已經對健步運動有很全面的理解，可以為自己及家人安排有效益和合適的強身健體運動。

鄧竟成

郊野公園及海岸公園委員會主席

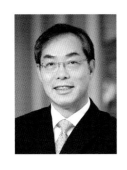

健步行，身體復康的良藥

　　一般運動除了對健康有益，亦可保持身體機能，增強抵抗力，然而大部份長期病患都會因體力不繼或不懂其法而變得諱疾忌「動」，令身體機能進一步減慢，抵抗力直線下降，影響自身生活質素及社交圈子，變得依賴或引發其他身體問題。

　　其實做運動並不困難，每天花一點時間到屋外走走，既可促進健康及心智開明，美國運動醫學學院於2000年開始已在各地進行 "exercise is medicine"（運動是良藥）的推廣，希望透過鼓勵群眾參與運動維持健康，更鼓勵長期病患，如心臟病、肺病及腎病病人，多做運動來改善病徵及控制病情。

　　據運動醫學院研究顯示，運動可以幫助改善心臟病患者的發病率，亦可增加他們生活上的活動量，包括一些體力勞動以重拾運動。這些進步均可從健步開始，提升心肺功能，舒展四肢，從而增強身體機能。

　　步行運動除了可改善內科疾病外，亦可改善心理健康。另外，其他長期病患者亦可透過特別設計的步行計劃，提高心理質素，從而改善他們的社交及自我照顧的能力。

　　健步實際泛指平時的步行或行路，其實身處任何環境，任何時間，健步都較易控制，亦較安全。當然如果想達致健康及改善病情，健步行須要達到一定的強度及時間才可。本書由不同專業人士及醫生撰寫，向你剖析利用步行來改善身體質素的各項細節，希望幫助大家健步有方，重拾健康。

陳啟明教授

香港中文大學醫學院矯形外科及創傷學系講座教授

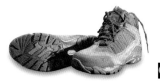

目錄
Contents

Lesson 1　什麼是健步行？

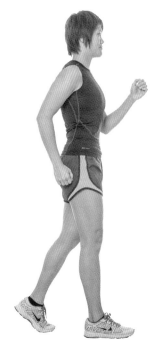

Lesson 2　健步行前，如何做好準備？

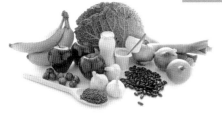

Lesson 3　健步者如何做到飲食健康？

Lesson 4　在不同環境健步行有哪些要領？

Lesson 5　健步行有哪些常見問題和誤區？

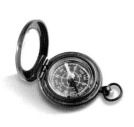

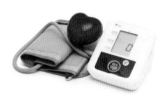

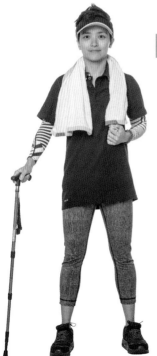

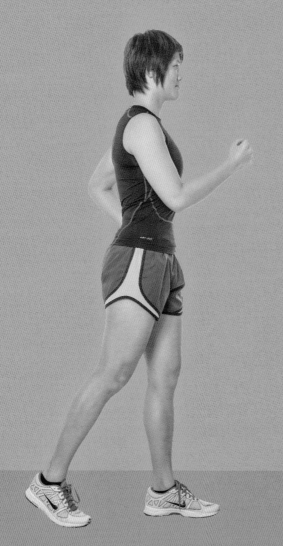

Lesson **1**

什麼是健步行？

為什麼說「一天一萬步帶來健康」?

　　大家不時於健康講座及活動聽到不同專家建議大家多做運動，如每天步行一萬步，以達至健康效果。但其實一萬步等於幾多？又應該行幾耐？

　　若果以成年人步距計算，一萬步大約等於八公里步行距離，即在一般標準運動場行走二十個圈，或沿城門河來回一次，亦等於由太古城開始一直沿維多利亞港步行到上環。如果以一般成年人正常步速，大約需要兩小時方可完成一萬步路程。一般人每日大約用1000至3000步便足夠應付日常生活，所以一萬步對大部分市民來說，亦是簡單直接的身體鍛鍊。

健步對健康有什麼影響？

　　其實在都市生活並不容易達到日行一萬步這個目標，但步行是幫助繁忙的都市人維持健康最簡單直接的運動。究竟步行對健康可以帶來多大幫助？早在二千多年前，古希臘醫者希波克拉底（Hippocrates）指出「步行是最佳良方」，而中國人俗話亦提到，「飯後一百步，能活九十九」，所以無論西方醫學或中國文化，古人一早認定走路可帶來健康。根據現代醫學學說，步行能顯著地改善健康，包括增強心臟功能，減少過胖機會，減慢腦退化或骨質疏鬆，以及有效減輕壓力及心理負擔。

最近也不斷有研究支持步行運動確實帶來不少益處：

❶ 根據一個英國綜合研究，四十多萬位受訪者中，有額外步行習慣的受訪者患上心血管疾病或死亡的風險減少三成之多。調查發現，以一般漫步速度一週額外步行十公里已足夠帶來一定的效果，而提高步行距離及速度，亦能提高以上兩項指標。

❷ 步行亦可減低癌症病人的死亡率。

如何堅持每天一萬步？

連續每天以輕鬆步伐行走半小時，即可達到國際機構建議的每星期最低運動量，但其實每天步行一小時多，必須額外調整生活節奏及改變生活模式，所以如果一開始走一萬步比較吃力，建議以三千步為目標，慢慢養成步行的習慣，而三千步大約等於三個地鐵站之間的距離或約四十分鐘的步距，相信這個距離比較容易應付。

若要做到步行一萬步，須要改變一些生活習慣，提供足夠機會，讓身體以步行走出健康，簡單如：

- 上落一層行樓梯

- 提早一個車站下車

- 早晚分開步行，增加活動次數，與朋友以步行為聚會活動等，均可令大家達到一萬步的目標

一萬步就足夠嗎？

若然已有健步行的習慣，而每天也走到一萬步的話，除了增加距離外，建議可增加速度，包括步頻，進一步提高身體心肺功能的要求和四肢協調的功效，久而久之，更可以續漸嘗試其他運動，增加樂趣。所以健步運動，正是你通向健康第一步，而一萬步正是你的健康目標。

從小開始健步行，有益身心？

當收到編輯邀請我就這個題目撰寫文章時，我花了一點時間去思考。「步行」泛指日常的行路；「健步行，有益身心」就是指日常的行路，這個舉動能夠影響健康，更應該是「從小開始」。想到這裏，我心中又出現一個問題：根據小朋友生長發育的規律，一般從出生至兩週歲期間便慢慢學會坐直、站立、步行、奔跑。步行看來是與生俱來的能力，為什麼我們還要在這裏特別提醒讀者呢？

原來，隨着社會經濟的進步，人們的日常生活、活動模式在這數十年間已不知不覺地起了很大的變化。這個年代的小朋友，學校功課繁重。若家裏經濟情況容許，家長多會把孩子的課後活動編排得非常緊湊，當中以各種形式的補習班尤甚，恨不得把所有的知識，都塞進孩子的小腦袋裏。可是，在一些新聞特輯的訪問發現，小朋友並不喜歡進行被編排的活動，甚至因壓力太大而影響情緒。

不少調查也顯示，香港小朋友普遍缺乏體力活動，加上社會速食文化的影響，快餐店、餐廳遍佈街上，不少家庭經常在街外用餐，增加了攝入高鹽、高糖、高脂肪食物的機會。靜態的生活模式，加上不良的飲食習慣，已大大影響了小朋友的健康情況。近年的統計數字顯示，體型肥胖或超重的兒童數字已增加至20%。縱使體重屬正常範圍的兒童，心血管疾病致危因素（高脂血症、高血糖、胰島素不耐受、高血壓等）的發生率亦不低。體重過重或肥胖症的小朋友血管彈性功能更會變差，若不積極改善目前的生活模式，他們日後患上血管硬化的風險將會大大增加。

恆常運動能促進健康。一般的步行活動，不需要很特別的裝備和技巧，可説是一種最自然、最經濟，幾乎每個人都可以進行的運動。對平日甚少運動的人來説，步行是十分適合他們養成恆常運動習慣的起始活動。不可輕看步行對健康帶來的好處，據科學文獻顯示，如能定期維持有一定強度的步行，確實有助青少年改善心血管疾病和其他致危因素。

步行非常適合一家大小一起進行，是一個非常好的親子活動！家長如能以身作則，讓小朋友從小習慣把運動的時間編入自己的日常時間表，養成運動的習慣，相信會給孩子一份很寶貴而且畢生受用的禮物，更會為孩子留下與父母一起運動的愉快回憶！

步行是有氧運動嗎？

　　人體進行運動時的能量代謝，包括「有氧代謝」和「無氧代謝」，也常被稱為「有氧運動」和「無氧運動」。前者是指細胞代謝過程之中，氧氣參與利用而釋出能量供應肌肉活動；而後者在代謝過程中，並沒有涉及氧氣參與而產生能量。從生理學界定採用有氧或無氧代謝，主要取決於運動強度。簡而言之，運動強度愈接近最高的極限，身體利用無氧代謝來供應能量，例如短跑衝刺，但維持的時間不會太長。相反，運動強度較輕，持續運動的時間便可以維持較長，於是身體有充足時間去攝取氧氣，給予有氧代謝過程使用。一般來說，如果運動強度低於最高強度的80%左右，主要以有氧運動為主。由於一般步行的強度只是中等左右，所以生理學上，步行被視為有氧運動。

運動種類	有氧	無氧
例子	慢跑、自行車、游泳、跳繩、有氧健身操、踏板舞	短跑、舉重、跳高、跳遠、拔河、俯臥撐、潛水、肌力訓練

步行與跑步有何分別？

談到步行與跑步兩者的分別，大致上可以從「移動效能」和「健康」兩個領域來討論。物理學上，若要把一件物體由A位置移動到B位置，不論移動的速度快或慢，都是需要消耗相同的能量。如果移動速度愈高，到達目的地時間愈快，即是能量消耗的時間也短。相反，移動速度緩慢，便需要更長的時間去消耗相同距離所需的能量。不過，運動科研學者對上述的物理學看法有所不同。原因是步行與跑步的姿勢和動作，以及採用的肌肉組群不同，所以基礎物理學不能應用在這個案中。美國Syracuse大學的研究小組，為解構步行與跑步的能量消耗分別，進行了一連串的研究。結果發現，在相同體重和距離的1600米步行和跑步，步行平均消耗334±14千焦耳熱能，而跑步則消耗480±23千焦耳熱能，後者高出約30%。

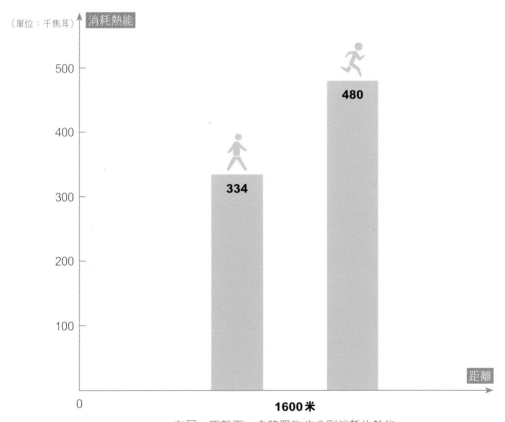

在同一距離下，走路跟跑步分別消耗的熱能

　　從肌電圖分析人體移動時肌肉的活動，發現步行時採用腳踭先著地的方式，較前腳掌先著地的步姿，更能夠節省能量。原因是腳踭先著地使得整個身軀穩定，減少身體重心上下移動，繼而可省卻核心肌肉的參與。跑步除了可以鍛鍊腿部肌耐力外，還有助訓練身軀的核心肌肉，包括腹直肌、腹外斜肌及腰背肌等。

　　步行和跑步均需要良好步幅和步頻的運用，前者移動時身體沒有出現騰空，所以步幅較跑步少。而跑步的騰空動作，卻增加了下肢關節、肌肉及骨骼系統的負荷。一般跑步計算，膝關節需要承受三至四倍的體重負荷，所以長跑選手下肢的慢性痛症風險較步行者為高。

　　研究減肥與健康關係的學者指出，由於跑步的能量消耗大，所以在身體能力許可的情況下，跑步的能量（卡路里）消耗較為理想。另一方面，步行對健康也有不少益處，有助控制血高壓、改善膽固醇、預防心血管疾病及糖尿病。有追蹤四萬多名步行和跑步者的研究顯示，步行的益處比跑步多。可是要留意，步行須要付出更多時間，才可以消耗相同跑步距離的能量。

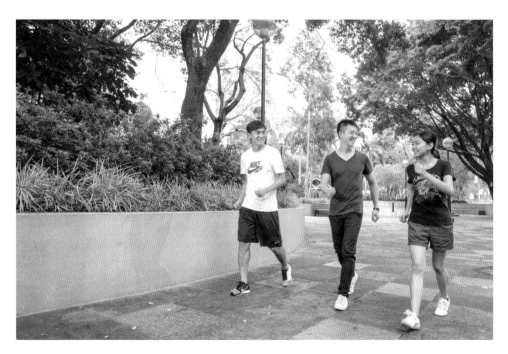

Q 競步適合所有人嗎?

「競步」指以步行方式來進行競賽。雖然競步在香港並不算普及,卻是一項歷史悠久的競技運動,早在1904年已被納入為奧運比賽項目。競步是一種由步行發展出來的比賽,但姿勢卻與一般步行有很大的分別。競步規定身體向前移動時,後腳的腳尖在前腳的腳跟著地前不能離地,兩腳同時與地面保持接觸,不容許身體騰空;膝關節在支撐身體時,也必須伸直。由於受到以上兩種條件所限,競步的姿勢與一般步行,截然不同。

競步是一項低撞擊運動,對下肢關節的壓力比跑步少。競步時髖關節的擺動十分明顯,而競步對身體的心肺耐力要求十分高,是很好的有氧運動。不過,競步未必適合患有腰背痛或膝痛的人士。由於競步姿勢對髖部的擺動和壓力較一般步行大,所以開始前須先請教專業醫護人員的意見。

競步的正確姿勢 ✓　　競步的違規動作 ✗

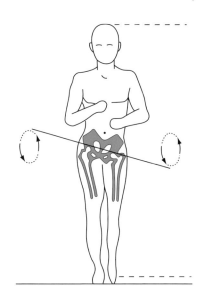
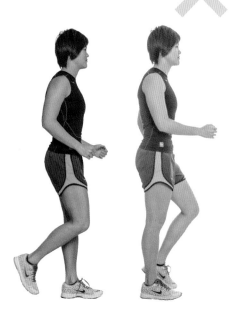

競步規定後腳的腳尖在前腳的腳跟著地前之前不能離地

什麼是健步行（brisk walking）？

「健步行」與「競步」的姿勢不同，前者是以高於一般步行的速度來行走，不是競賽項目；後者由於受到競賽規則所限制，走路時需要在最快時間內完成指定的競賽距離。

美國心臟學會指出，健步行對改善心臟健康，十分有益，尤其是防治高血壓、高膽固醇及糖尿病。健步行的運動強度要求屬於中等，比起平常行路的速度略高，但不至於像跑步時氣喘如牛。簡單計算是否到達健步行的速度，可以採用說話測試（Talk Test），即是行走路出現輕微喘氣，但仍能夠維持說話，大致上已進入健步行的狀況。如果以速度來衡量，健步行的速度維持約在每小時5公里便可。

健步行的姿勢

身軀挺直，手肘屈曲配合自然擺動，眼望前方，腳踭先著地，重心由後向前移動。

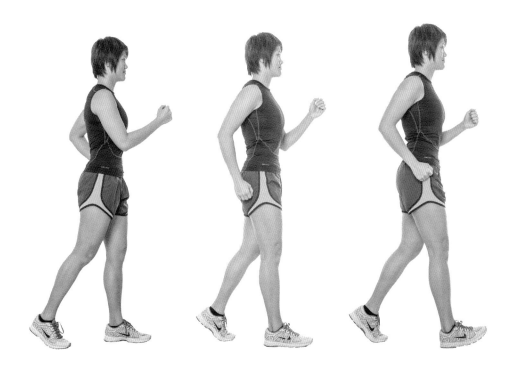

Q 怎樣使用健身室的跑步機作健步行？

本書提及健步行對身體健康有很多正面的效果。筆者亦在此鼓勵大家把健步行融入你的健身室訓練當中，令你的訓練更健康，更完整。以下會介紹在跑步機上訓練的計劃和注意事項。

怎樣把健步行融入健身訓練當中？

大家經常會聽到衛生署建議每日運動30分鐘。假若每星期到健身室兩至三次，可嘗試在訓練中加入健步行元素，提升運動的效果。一般健身室都設有多部跑步機於有氧運動專區。美國運動醫學學會建議將每天不少於30分鐘的訓練分拆成兩至三個10至15分鐘的小運動，令健步行訓練更有彈性地安排在力量訓練當中。一般而言，健步行的訓練強度較低，故此不會對力量訓練的效果有負面影響，例如舉重前作健步行也是一個不錯的選擇。

在跑步機上進行健步行訓練要注意什麼地方？

跑步機是健身室最常用的有氧訓練器材。跑步機看似簡單易用，但不正確使用會造成運動創傷，例如跌倒或拉傷上下肢肌肉。若果第一次使用跑步機，要留意以下幾點使用跑步機的安全步驟。

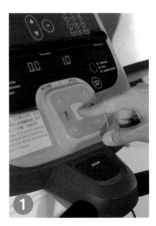

① 一般跑步機有綠色的快速開始鍵和紅色的停止鍵。

如何在做其他運動時加入健步行？

力量訓練前、中、後都可以進行健步行，不用擔心健步行會阻礙力量訓練。另外，可在進行熱身或冷卻運動時加入健步行元素，只需要10至15分鐘便可。

什麼是健步行？

❷ 開始時，按下綠色鍵後，先用一隻腳測試跑帶速度，確保速度緩慢才在跑帶上步行。手應放在欄杆上以保持平衡。

❸ 按下加速鍵後，跑帶的速度將會加快。建議把速度調較至合適的速度才把手放開。

❹ 如要增加難度或訓練強度，可調較斜度模擬上山效果。

❺ 眼睛應向前望，不要只看地面。完成後，可按下減速鍵或停止鍵。

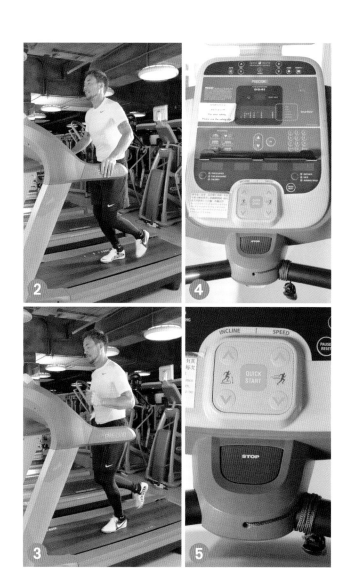

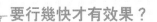

要行幾快才有效果？

速度大約每小時5公里（每小時3哩），跑步機上有已完成距離及時間作參考。

北歐式健走有什麼優點？

　　北歐式健行，又稱越野行走，特點在於同時使用兩支特製手杖來行走和進行鍛鍊。北歐式健走與一般健走的差別在於左右手須分別拿一枝登山杖，健走時利用上半身肌肉與手臂的力量配合下身步伐而行。早期是越野滑雪運動員在夏季的訓練方法，以保持體能準備應付冬季訓練而設計，後由一間芬蘭體育器材製造商，連同健身專家研究，將之發展成適合所有人的健身運動。過去十年北歐式健步已從北歐流行到歐洲、美國及亞洲。目前全球各地，約有 6000 萬人和芬蘭人一起擺動行山杖踏步走。

　　北歐式健走所需裝備很簡單，除了一般健走裝備外，另加兩枝行山杖。運動方式主要有三種，一是在平路行走，二是登山，三是借助手杖進行健身操。在香港，第二項較普遍，而大部分是利用行山杖作協助登山，多於有節奏地鍛鍊。因為北歐式健走須用兩手使用登山杖，隨着手臂的擺動及施力，上半身肌肉較一般健走有更多的運動量，進而消耗更多熱量。同時，桿身可以作為健走時的支撐，在路面不平的地方增加穩定性，令年長一輩更有信心參與此項運動。

　　由於兩手要一前一後推動健走杖，所以會運動到上半身，可強化背部和腹部肌肉、腿部和手臂，同時可促進頸部、肩部血液循環。與慢跑相比，健走運動有效避免跑步對身體所造成的過重負擔，尤其能減緩對膝關節和踝關節的衝擊，降低發生運動損傷的機率，對沒有運動習慣的人士絕對適合；而與普通步行相比，北歐式健步因手腳均配合步伐，故不用走得很快就可提高心律。越野行走者的心律在同一速度相比，至少可提高6％，熱量亦可消耗多30~45%，對於持續步行的人士，北歐式健行可令健身效果勝於只靠步行，解決運動量小，或鍛鍊效果不足的問題。

北歐式健走的三大要點

- 放鬆地握着行山杖的握柄，手臂輕鬆地擺在身體兩側。
- 當右腿往前時，左手握着登山杖往前擺動，反之亦然，以配合正常步態。
- 不要將登山杖握太緊，且不要刻意去控制杖底的著地位置，隨手搖擺即可。

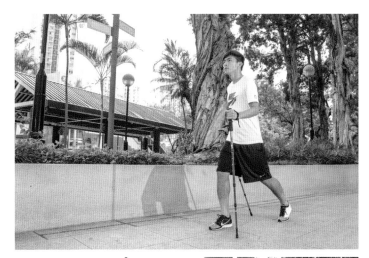

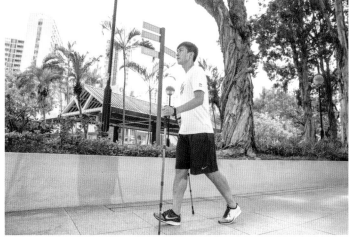

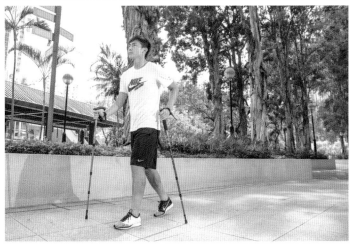

美國運動醫學學會（American College of Sports Medicine）研究期刊中表示，採用登山杖讓使用者擴大步伐，減低對膝蓋造成的壓力，不用花更大力氣便能輕鬆走得更長更遠。此外更可提高耐力，加強上半身肌肉。

除了一般健體需要外，對於上班一族，北歐式健走更有助減低上身問題。芬蘭理工學院曾經針對持續進行北歐式健走帶來的影響進行研究，主要對象是長期使用電腦工作，頸椎及肩部有痛症的女性。研究發現，超過一半的參與者，頸部和肩部的症狀緩解了，並且明顯改善頸椎及胸腰椎的活動力。

北歐式健走是需要全身力氣的高耗能運動，因此特別適合針對減重，同時對於健康也有許多好的影響。如若已進行健走一段時間，可考慮轉換北歐式健走方法，進一步為自己帶來健康。

手杖有固定長度和可調節長度兩種，固定長度是從100公分到130公分，每隔5公分就有一款，不同身高的人可按需要選用。特別設計之腕帶，方便行走又讓腕部血液正常流通；底部除配有適宜在冰雪和鬆軟地面行走的金屬尖頭外，還搭有像小靴子一樣的橡膠防滑頭。

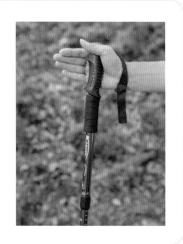

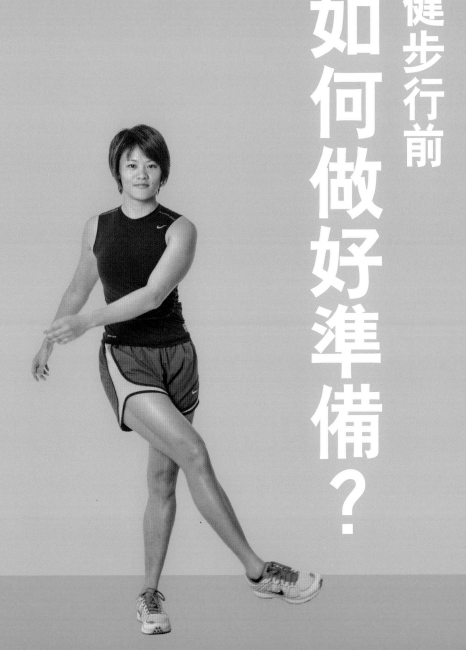

Lesson 2

健步行前

如何做好準備？

Q 怎樣簡單地測試身體的能耐？

於開始健步行訓練之前，大家也想知道自己的身體狀況和體能水平如何，或是比較訓練前後的進步。體能測試是一個很好的鼓勵性工具助你達到目標，亦可以在訓練若干星期後進行測試，以監察訓練的進度。現提供以下幾個簡易體能測試作參考，並不需要複雜的科學儀器便可以自己進行體能測試。如果對自己的健康狀況有懷疑，應該在進行測試前徵詢家庭醫生的意見。

一分鐘掌上壓測試

測試目的：測試上肢肌肉力量和肌耐力

測試工具：秒錶或計時器

測試方法：一分鐘內做最多次數的掌上壓。男士可以用傳統的掌上壓姿勢，而女士可以用膝跪式掌上壓姿勢。測試時，手臂完全伸直為一次，胸口須下降至離地面約三吋。（只可以用手伸直的姿勢作休息。）

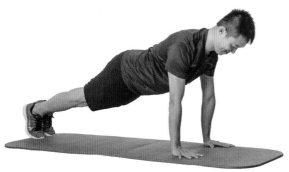

男生掌上壓

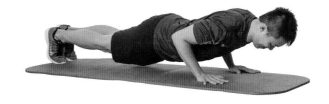

28

健步行前，如何做好準備？

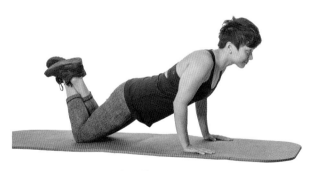

女生掌上壓

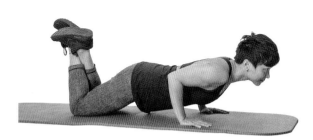

評分表：

男士（一分鐘掌上壓次數）

評分	20-29歲	30-39歲	40-49歲	50-59歲	60+歲
優	> 54	> 44	> 39	> 34	> 29
良	45-54	35-44	30-39	25-34	20-29
一般	35-44	24-34	20-29	15-24	10-19
差	20-34	15-24	12-19	8-14	5-9
非常差	< 20	< 15	< 12	< 8	< 5

女士（一分鐘掌上壓次數）

評分	20-29歲	30-39歲	40-49歲	50-59歲	60+歲
優	>48	>39	>34	>29	>19
良	34-48	25-39	20-34	15-29	5-19
一般	17-33	12-24	8-19	6-14	3-4
差	6-16	4-11	3-7	2-5	1-2
非常差	< 6	< 4	< 3	< 2	< 1

（參考資料來源：美國運動醫學學會）

一分鐘捲腹測試

測試目的：測試核心肌群力量和肌肉耐力

測試工具：秒錶和間尺

測試方法：一分鐘內做出最多次捲腹動作。在測試前，上身躺在地上，膝蓋屈曲成90度，腳掌放在地面。手伸直，手掌向下並放在身旁。用間尺在手指尖前向腳尖的方向量度6吋，然後放一個標記於該位置（例如原子筆）。開始時捲曲腹部，把手滑到標記的位置，然後回到開始的位置。計算手指尖碰到標記的次數。

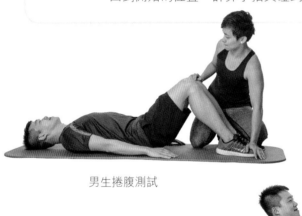

男生捲腹測試

評分表：

男士（一分鐘捲腹次數）

評分	<35歲	35-44歲	>45歲
優	60	50	40
良	45	40	25
一般	30	25	15
有待進步	15	10	5

健步行前，如何做好準備？

女士（一分鐘捲腹次數）

評分	<35歲	35-44歲	>45歲
優	50	40	30
良	40	25	15
一般	25	15	10
有待進步	10	6	4

（參考資料來源：美國運動醫學學會）

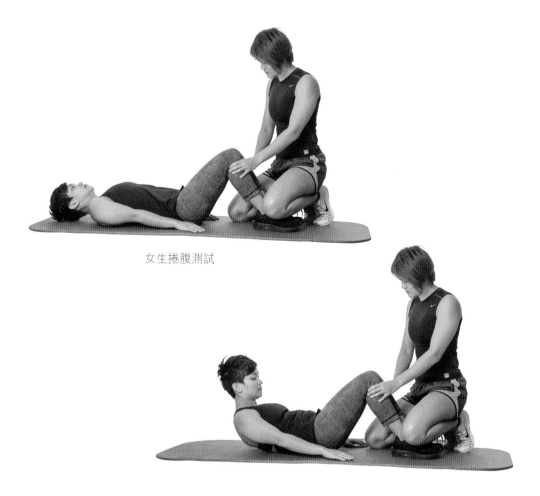

女生捲腹測試

三分鐘台階測試

測試目的：測試心肺功能，心肺功能越好，運動後心跳能越快回復到原來靜
止的水平。

測試工具：秒錶，節拍器及12吋高的台階

測試方法：把節拍器設定為每分鐘96拍。當開始計時的時候，隨着節拍器的
每一拍，須要按照以下的次序把腳踏上踏落台階（上、上、落、
落）。如須要休息，可停下來，但要保持站立。當維持三分鐘後，
應立刻停止，然後量度自己的脈搏一分鐘。

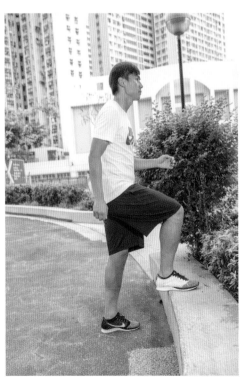
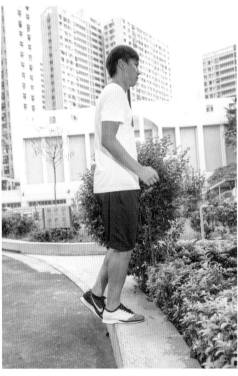

健步行前，如何做好準備？

評分表：

男士（一分鐘脈搏次數）

評分	18-25歲	26-35歲	36-45歲	46-55歲	56-65歲	65+歲
優	50-76	51-76	49-76	56-82	60-77	59-81
良	79-84	79-85	80-88	87-93	86-94	87-92
較好	88-93	88-94	92-88	95-101	97-100	94-102
一般	95-100	96-102	100-105	103-111	103-109	104-110
有待進步	102-107	104-110	108-113	113-119	111-117	114-118
差	111-119	114-121	116-124	121-126	119-128	121-126
非常差	124-157	126-161	130-163	131-159	131-154	130-151

女士（一分鐘脈搏次數）

評分	18-25歲	26-35歲	36-45歲	46-55歲	56-65歲	65+歲
優	52-81	58-80	51-84	63-91	60-92	70-92
良	85-93	85-92	89-96	95-101	97-103	96-101
較好	96-102	95-101	100-104	104-110	106-111	104-111
一般	104-110	104-110	107-112	113-118	113-118	116-121
有待進步	113-120	113-119	115-120	120-124	119-127	123-126
差	122-131	122-129	124-132	126-132	129-135	128-133
非常差	135-169	134-171	137-169	137-171	141-174	135-155

（參考資料來源：YMCA）

一哩走路測試

測試目的：測試心肺功能。心肺功能越好，就能夠以最短時間完成一哩路
（1609米）。

測試工具：舒適的運動服及運動鞋、秒錶、標準運動場（四個內圈為1600米）。

測試方法：請不要在跑步機上進行此測試，因為測試結果會有所偏差。你需
要以最短時間以走路的方式完成一哩路。進行此測試前，應先做
三至五分鐘慢走熱身。以秒錶記錄下走一哩路的時間。完成後以
幾分鐘的靜態伸展作緩和運動。

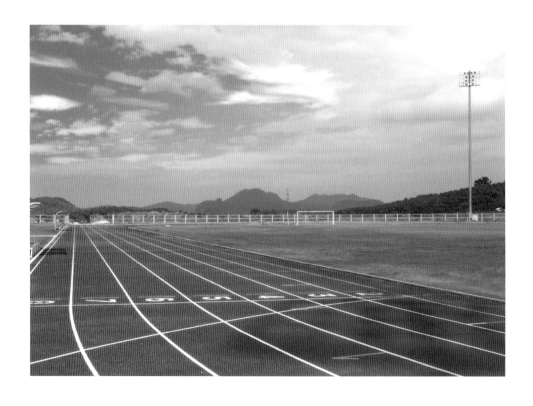

健步行前，如何做好準備？

評分表：

男士〔完成一哩路的時間（分鐘）〕

評分	20-29歲	30-39歲	40-49歲	50-59歲	60-69歲	70+歲
優	<11:54	<12:24	<12:54	<13:24	<14:06	<15:06
良	11:54-13:00	12:24-13:30	12:54-14:00	13:24-14:24	14:06-15:12	15:06-15:48
一般	13:01-13:42	13:31-14:12	14:01-14:42	14:25-15:12	15:13-16:18	15:49-18:48
有待進步	13:43-14:30	14:13-15:00	14:43-15:30	15:13-16:30	16:19-17:18	18:49-20:18
差	>14:30	>15:00	>15:30	>16:30	>17:18	>20:18

女士〔完成一哩路的時間（分鐘）〕

評分	20-29歲	30-39歲	40-49歲	50-59歲	60-69歲	70+歲
優	<13:12	<13:42	<14:12	<14:42	<15:06	<18:18
良	13:12-14:06	13:42-14:36	14:12-15:06	14:42-15:36	15:06-16:18	18:18-20:00
一般	14:07-15:06	14:37-15:36	15:07-16:06	15:37-17:00	16:19-17:30	20:01-21:48
有待進步	15:07-16:30	15:37-17:00	16:07-17:30	17:01-18:06	17:31-19:12	21:49-24:06
差	>16:30	>17:00	>17:30	>18:06	>19:12	>24:06

（參考資料來源：美國運動醫學學會）

＊若在測試期間感到不適，應立即停止，並向醫護人員求助。

Q 步行到什麼程度合適？

步速快更長壽？

比起緩步跑，健步行看來是比較輕鬆，運動強度亦較低。大家心中應該在想：怎樣的步行速度才算是有效？

2013年，美國一個為期十年的大型研究指出，健步行是美國最受歡迎體育運動之一。在7374位男性受試者和31607位女性受試者中，發現走路速度快的一群比走路速度慢的較長壽。這個研究結果指出健步行的速度越快，對健康的益處越大。更重要的研究結果是，即使運動量達到世界衛生組織建議每天運動30分鐘或以上，走路慢的人士的死亡風險比起走路快的人士增加了44%。所以，健步走得越快會越長命！順帶一提，商場絕對不是一個理想的健步行訓練地方，因為商場商店林立，亦有很多會令你分散注意力的事物和阻礙你訓練的途人，拖慢步速。因此，還是在公園或運動場上作訓練比較有效。

如何得知自己的步速？

走到一個標準的400米運動場用秒錶去計算自己走路1圈的時間。若然走一個圈需要6分鐘或以上，那麼一公里便需要15分鐘或以上。（緊記，在運動場最裏面的第一線跑道才是400米一個圈。）

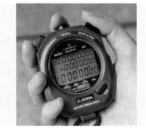

合適的運動持續時間和運動強度

2007年的研究指出，每星期75分鐘的低強度運動可以提升一班較少運動女士的體適能。此外，中老年女性每天快走45分鐘到1個小時，中風的機會比起走30分鐘進一步降低40%。由此可見，運動的持續時間十分關鍵。要達到健康的效果，建議大家嘗試每天作不少於30分鐘的健步行。

此外，漸進持續地增加訓練強度去維持訓練帶來的效果和趣味性。以下是一些簡單建議，大家亦可以運用創造力去為訓練提高難度和趣味。

❶ 於山坡或斜坡訓練

❷ 走路時雙手負重，例如持着五至十磅重的啞鈴

❸ 於訓練中改變速度，加入間歇快慢走的元素

❹ 增加訓練的距離

❺ 在沙灘上走路

❻ 在草地上走路

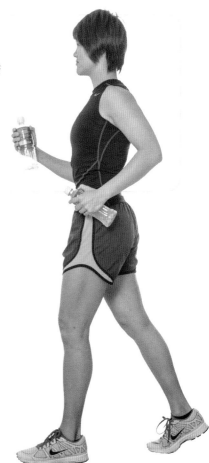

怎樣知道運動強度是否足夠？

談話測試（talk test）

當走路時能夠交談但不能唱歌，這個速度屬於中等強度。這個強度對一般大眾來說已是足夠。

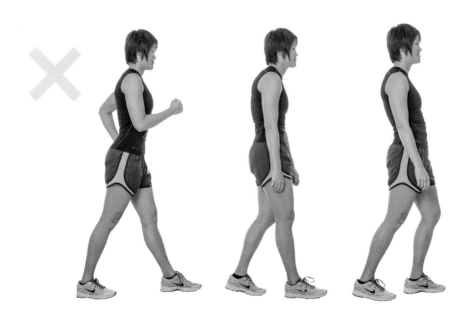 怎樣的步行姿勢才正確？

　　走路是人類與生俱來的本能，大家卻因為不同原因而忘記了良好的步姿。以下是常見的不當姿勢，助大家有健康的健步行訓練。

錯誤姿勢

頭向地望

抬頭向前看，下巴自然微收，目光投向十米以外的路上。

寒背

要改正這種錯誤姿勢，行走時提醒自己保持上身挺直，胸部挺起，肩部向後方打開，腹向內收。可以找朋友從旁看你的耳肩骨寬是否成一直線。

肩膊過緊

肩膊應放鬆下沉，不應繃緊見到肌肉，避免浪費體力。

沒有擺動手臂

手臂應彎曲然後自然作前後揮動。

正確姿勢

眼睛向前看，收下巴　　　　　　肩膊放鬆

腰背挺直　　　　　　擺動手臂

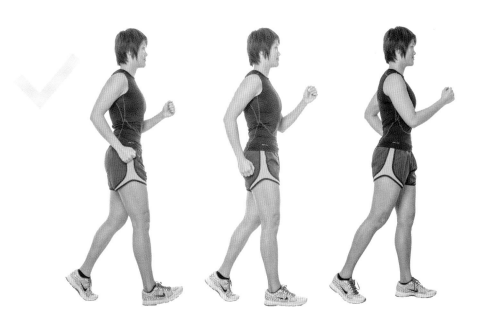

Q 如何訂立步行計劃？

　　當立下決心開始健步行大計，應該參考以下的訓練計劃，助你循序漸進地提升訓練效果。以下提供一個為期8週的短期計劃作參考，可因應自己的能力作調整。

第一週

　　建議每星期3天，每天走路半小時，可在上班前、午飯時間及下班後各走10至15分鐘。例如提前一個站下車走路上班或回家，減少用電梯，多走樓梯，或行走時實行快慢結合。

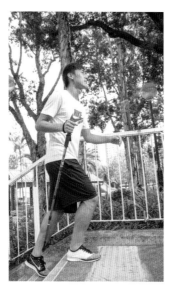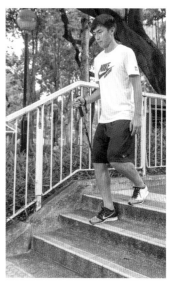

第二至四週

　　開始嘗試作半小時持續的健步行訓練，可以於每星期增加訓練的持續時間5分鐘。走路速度亦要漸漸加快至「能談話而不能唱歌」的速度。

第五至八週

　　身體會因為訓練而產生變化，體力亦會提升。應要適當加大訓練量和強度，建議可以漸漸增加至一星期每天進行大約1小時的健步行。如果在鍛鍊後出現肌肉酸痛，可以作靜態伸展或減低下一課的速度和時間，令身體得以恢復。

第八週以後

恭喜你，你已經養成健步行的習慣，只要漸進地增加訓練強度、頻率和量度，這個運動定會為你帶來莫大益處。你也可以選擇在難度不同的路段上作訓練來增加趣味性，山坡和沙灘是不錯的選擇。希望各位能夠持之以恆。

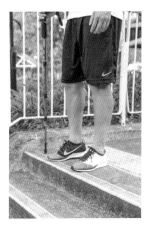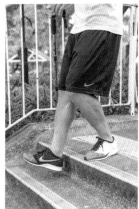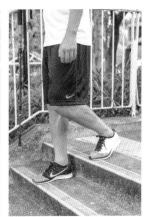

8 週健步行訓練計劃

週數	訓練頻率（每週的次數）	訓練強度	訓練持續時間（分鐘）
1	3	低	3×10-15
2	3	中	30
3	3	中	35
4	3	中	40
5	4	中	45
6	5	中	50
7	6	中	55
8	7	中	60
8 週後	5-7	中至高	60-90

Q 什麼時間步行最健康？

　　在現有的文獻中還未得出一個結論。筆者認為應該因應自己的時間分配和運動的習慣而選擇最適合自己的步行時間。以下有一些研究分別指出在早上和晚上運動的好處以作參考。

❶ 在早上做運動較易養成習慣；

❷ 早上較少分散注意力的事情；

❸ 可增加血液流到腦部，令人整天覺得精力充沛。

❶ 下午三時至七時是鍛鍊心肺功能和增加肌肉的
　　最佳時間；

❷ 肺功能於下午四至五時最佳，運動效果更好；

❸ 可以為一天的工作減壓。

步行的裝備有何要求？

　　步行裝備因應活動類型而有所不同。在緩跑徑漫步或競步，由於地面平坦及時間不長，故此穿着跑鞋和舒適衣着，並帶備少量飲料補充水分便可。而登高時通常路面崎嶇不平，故此須要穿登山鞋減低下肢受傷機會。

穿登山鞋的三個好處：

① 鞋底較厚及堅韌，不容易被路面凸出的石頭挫傷腳掌底部；

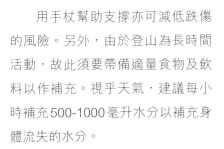

② 鞋身較高較堅韌，可以幫助維持足踝關節穩定；

③ 鞋底的紋理可以增加足部在凹凸不平路面的抓地能力，減低滑倒的風險。

　　用手杖幫助支撐亦可減低跌傷的風險。另外，由於登山為長時間活動，故此須要帶備適量食物及飲料以作補充。視乎天氣，建議每小時補充500-1000毫升水分以補充身體流失的水分。

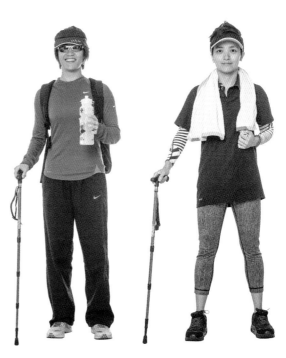

　　衣着要因應天氣而決定。夏天時應穿着短袖輕薄的衣物方便散熱（登山須穿長袖以免曬傷擦傷），陽光猛烈時須佩戴鴨舌帽，以免曬傷，並以太陽眼鏡保護眼睛；冬天時應穿着適量衣物保持身體溫暖，建議穿着多層薄衣物，方便熱身後身體溫度上升時逐少脫掉衣物，適量地散走身體多餘熱量。

Q 步行前須要做哪些熱身？

　　熱身活動內容視乎運動類型及強度。一般以慢速步行開始提升身體溫度，時間約為5-10分鐘，天氣溫度越低需要越長時間提升身體溫度。之後進行動態伸展增加關節活動範圍及肌肉協調，減低受傷風險。

動態伸展動作：

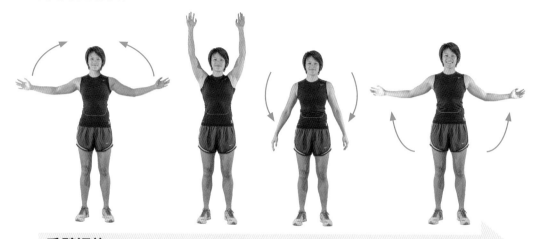

手臂迴旋
次數：**20**

`動作要領` ❶放鬆肩部，雙手前抬並繞圈。　❷保持自然呼吸，不要拱起腰部。

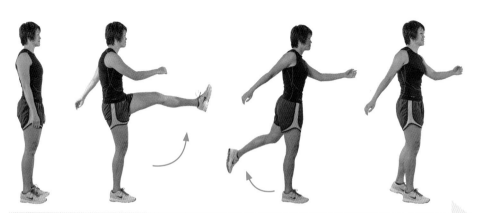

前踢腿
次數：**10**

`動作要領` ❶直立，雙腳微微分開。　❷伸直左腳向前後揮動。　❸伸直右腳向前後揮動。

健步行前，如何做好準備？

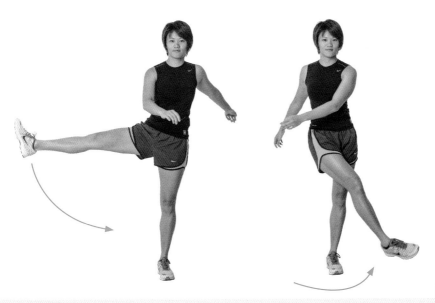

側踢腿

次數：10

動作要領 ❶直立，雙腳微微分開。 ❷伸直右腳向左右揮動。 ❸伸直左腳向左右揮動。

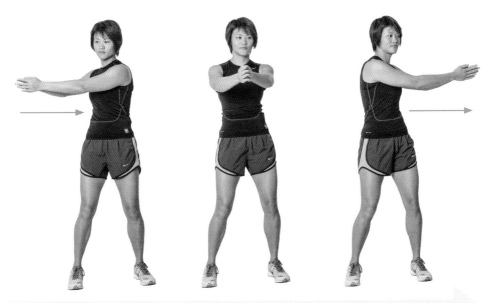

轉腰

次數：20

動作要領 ❶雙腳微微分開，身體挺直，雙臂抬起，雙掌互握。
❷由肩膀帶動腰部左右轉動，髖關節保持面向前方。
❸雙腳切勿完全伸直。

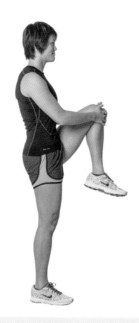

原地抬腿

次數：**20**

動作要領 ❶直立，雙腳微微分開，身體保持挺直。　❷交替抬起大腿，用雙手抱膝至臀部有拉扯的感覺。

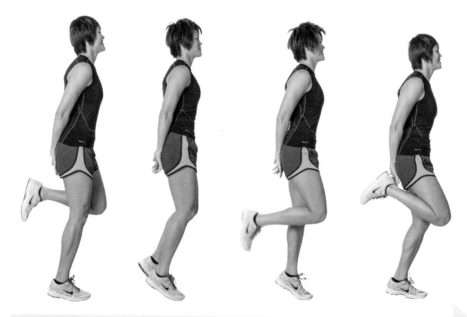

原地踢臀

次數：**30**

動作要領 ❶直立，雙腳微微分開，身體保持挺直。
❷雙腳交替向後踢，腳跟接觸臀部。

步行時怎樣的心跳水平才算正常？

　　步行是一種比較溫和的運動。雖然不是高強度運動，研究指出健步行訓練可以提升最大攝氧量和高密度膽固醇，降低血壓、身體脂肪百份比、三脂甘油酸、總膽固醇、舒緩壓力及焦慮等的健康效果。每週4小時的健步行有助減低因心臟疾病入院的風險。不活躍的人士中，六個月每週3次60分鐘的健步行訓練，強度介乎最大攝氧量的60~75%（最大心率的74~85%），可以提升最大攝氧量12%。研究亦指出每週4次30分鐘75% 最大攝氧量的健步行的訓練效果等同於每週6次30分鐘50%最大攝氧量的健步行訓練。故此，初階訓練者可以循序漸進，由50% 最大攝氧量（66%的最大心率）開始逐漸增加至75% 最大攝氧量（85%的最大心率），同樣可以達到健康的效果。

最大攝氧量（%）	最大心率（%）
50	66
55	70
60	74
65	77
70	81
75	85
80	88
85	92
90	96
95	98
100	100

Q 步行後有哪些注意事項？

　　在健步行後必須進行緩和運動。緩和運動有助身體恢復、帶走肌肉乳酸及放鬆肌肉。緩和運動分兩部分：低強度步行及靜態伸展。低強度步行5-10分鐘，有助血液循環，重新分配身體內血液分佈及帶走肌肉在運動時產生的代謝物（例如乳酸）。靜態伸展可以幫助放鬆因運動而疲勞緊張的肌肉，減低翌日肌肉的疼痛。

靜態伸展動作：

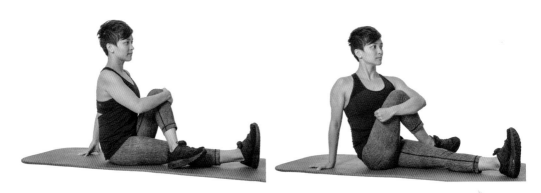

臀大肌　　　　　　　　　　　　　　組數：3　　時間：1分鐘

動作要領　右腳伸直，左膝蓋屈曲，雙手將左腳盡量拉向胸前。做完一半時間之後換另一邊。

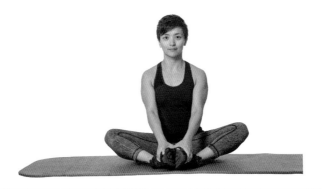

內收肌群　　　　　　　　　　　　　組數：3　　時間：1分鐘

動作要領　腳掌相對，上身微微向前傾，大腿盡量往下壓。

健步行前，如何做好準備？

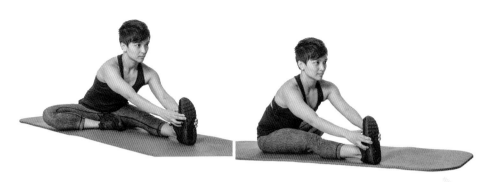

膕繩肌

組數：3　　時間：1 分鐘

動作要領 右腳保持膝蓋伸直，左腳屈曲，腰背保持挺直，上身慢慢向前傾。做完一半時間換另一邊。

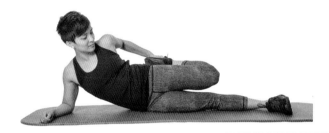

四頭肌

組數：3　　時間：1 分鐘

動作要領 ❶ 側躺，用手臂支撐上身。　❷ 右腳伸直，左腳向後屈曲，左手握左足踝向後拉。挺直腰部，使腳跟與臀部接觸。做完一半時間之後換另一邊。

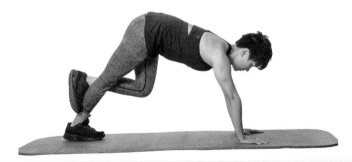

腓腸肌

組數：3　　時間：1 分鐘

動作要領 以雙手及右腳支撐身體，右腳伸直，腳跟接觸地面。左腳放在右腳腳跟上，向下施壓。做完一半時間之後換另一邊。

　　另外，健步行後須要補充身體因流汗而流失的水分。由於天氣及各人的排汗率都不同，建議運動後先測量體重的改變，體重每減少1公斤須要補充1.5公升水分。而水分的補充建議在運動後5小時內完成。

Q 有什麼訓練能提升健步行的表現？

　　腿步肌肉及核心肌群的力量訓練有助提升步行表現。有研究指出，12週的全身阻力訓練令長者步行時間延長38%。研究亦指出下肢力量的增長與步行耐力的增長有關。另外，有研究證明這些訓練增強平衡力。故此，健步行人士應配合此類訓練，增強肌肉力量及平衡力，從而提升健步行表現。

以下動作可增強肌肉力量及平衡力：

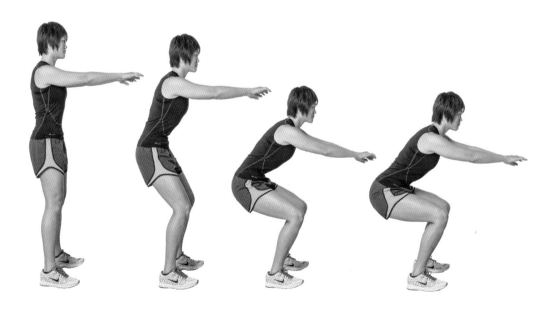

雙腳蹲　　　　　　　　　　　　　　　　組數：3　　次數：15-20

`動作要領`　❶直立，雙腳分開至肩膊的闊度。　❷雙臂伸直抬起至肩膊高度作平衡，臀部慢慢往後坐，上身微微向前傾，膝蓋屈曲及不可超過腳尖。　❸回到站立姿勢時，鎖緊臀部肌肉。　❹初次進行此訓練，可能會有平衡困難，建議在欄杆旁進行，失平衡時以作支撐，減低跌倒風險。

健步行前，如何做好準備？

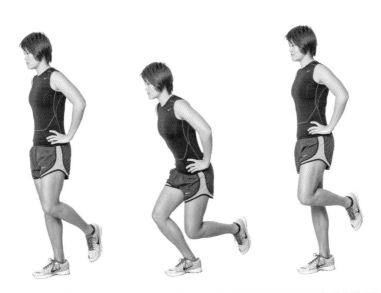

單腳蹲

組數：3　　次數：15-20

動作要領 ❶站立，雙腳微微分開。　❷單腳站立，雙手置於腰間。臀部慢慢往後坐，上身微微向前傾，膝蓋屈曲及不可超過腳尖。做完一邊換另一邊，如有需要，雙臂可以伸直，抬起至肩膀高度作平衡。　❸初次進行此訓練，可能會有平衡困難，建議在欄杆旁進行，失平衡時以作支撐，減低跌倒風險。

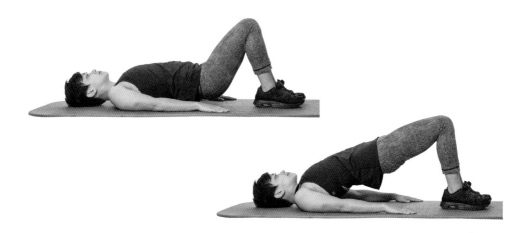

雙腳提臀

組數：3　　次數：15-20

動作要領 ❶仰臥，雙腳分開至肩膀的闊度及屈曲膝關節穩穩地踩在地面上，雙臂張開作平衡之用。　❷提臀，令腰部及臀部離開地面至肩、髖及膝關節成一直線。鎖緊腹部及臀部肌肉，稍作停頓。　❸輕輕著地，回復至平躺膝曲姿勢，然後立即重複。

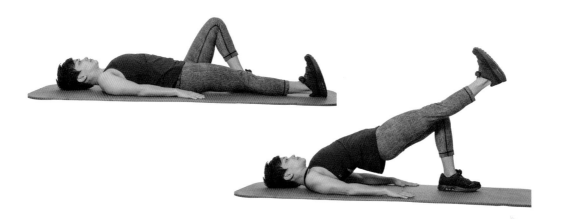

單腳提臀

組數：**3**　　次數：**15-20**

動作要領 ❶仰臥，雙腳分開至肩膀的闊度及屈曲膝關節，左腳穩穩地踩在地面上，右腿抬起。雙臂張開作平衡之用。　❷單腳提臀，令腰部及臀部離開地面至肩、髖及膝關節成一直線。鎖緊腹部及臀部肌肉，稍做停頓。　❸輕輕著地，回復至平躺膝曲姿勢，然後立即重複。　❹左右腳各做30秒。

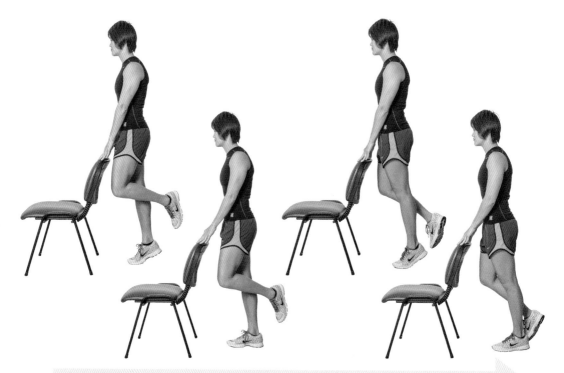

站立提跟

組數：**3**　　次數：**15-20**

動作要領 ❶直立，雙腳微微分開。　❷腳跟離地，用腳前掌支撐身體。慢慢下降身體，然後重複。

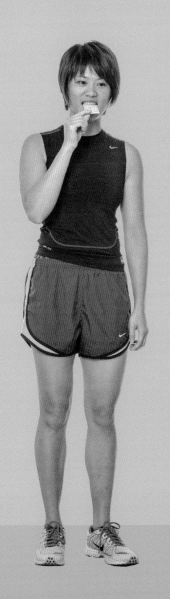

Lesson **3**

健步者如何
做到飲食健康？

Q 進行健步運動要計算飲食嗎？

我們的身體需要含碳水化合物的食物為肌肉提供葡萄糖，以維持步行。健步前的飲食取決於步行的時間和長度。步行越久，出發前要吃越多。一般而言，女士平均每天要攝取1500卡路里，而男士要攝取2000卡路里，一日早午晚三餐已能提供足夠的能量走30分鐘，不須要進食額外食物。如果要健步更長時間，可以每多走30分鐘增加100卡路里攝取量。正餐提供足夠的碳水化合物、優質蛋白質（High Quality Protein）和有益的脂肪，餐單可參考以下例子：

早餐

1. 全麥花生醬三文治 +1杯脫脂奶
2. 1碗低脂高纖穀麥 +1杯脫脂奶或加鈣豆奶
3. 2碗脫脂奶麥片（6湯匙麥片 +1杯脫脂奶）+2隻蛋白
4. 2個蒸肉包 +1杯加鈣豆奶
5. 1.5碗火腿絲通心粉（1-2安士）+1杯脫脂奶

午餐 / 晚餐

1. 1碗糙米飯 +4安士瘦肉/雞肉/牛肉/魚肉 +1碗炒菜（少油）
2. 1碗魚蛋麵/雲吞麵 +1碗焓菜
3. 1.5碗意粉 +3安士肉醬 +沙律（少量沙律醬）
4. 8-10件壽司 +味噌湯 +沙律
5. 1份吞拿魚三文治 +1個水果

　　一般人以為多做運動便要多進食保持體力，但散步30分鐘只消耗100卡路里。如果吸取的能量比消耗多，剩餘的會轉化為脂肪留在體內。

　　另一個常見誤解是運動後兩小時不宜進食，否則容易長胖。其實健步之後感到肚餓，可吃小食，如水果、一杯低脂奶或豆奶、一小杯低脂乳酪或少鹽的果仁。這些小食可補充維他命、礦物質（如鈉和鈣）、蛋白質、碳水化合物及有益的脂肪。

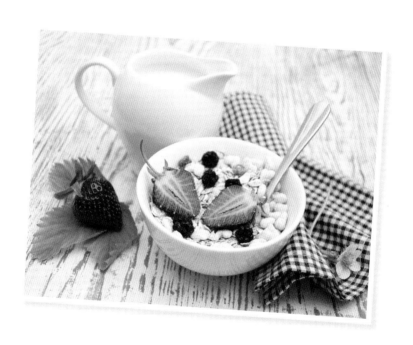

一邊走路一邊進食會影響消化嗎？

　　沒有證據顯示一邊走路一邊進食會影響消化。不過長途步行的話，還是吃容易消化的食物好，例如白麵包、香蕉、果乾、餅乾、少量巧克力、盒裝脫脂奶或豆奶。高脂肪的食物會減慢消化，又不能即時為身體提供能量，所以長途步行時不宜進食高脂肪食物，如奶油包、蛋糕、即食麵、漢堡包、熱狗、豬肉乾等。

水果與豆腐花是健步行的必備小食？

　　如果步行30分鐘前已吃正餐，便不用吃小食。但走多於30分鐘的話，可多吃100卡路里的健康小食。水果能補充維他命、礦物質和能量，是非常好的選擇。下列是一些100卡路里的水果建議：

1個中型水果如蘋果、橙或梨

1個小型水果
如香蕉、桃、
番石榴、
火龍果

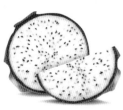

2個奇異果或柑

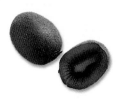

1碗藍莓或士多啤梨

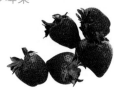

20粒提子或10粒車厘子

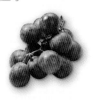

半個夏威夷木瓜

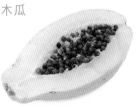

1中碗西瓜、哈蜜瓜或蜜瓜（切粒）

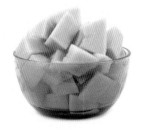

　　果乾容易攜帶，適合長時間步行。以下是一些100卡路里的果乾建議：35g（3湯匙）無核提子乾、6粒杏乾、1/3杯紅莓乾、5粒無花果乾。

　　豆腐花也是健康小食。豆腐花有少量糖分，有助補充葡萄糖、水分和蛋白質。健步時可選擇較容易攜帶的健康小食，如焓番薯、焓粟米、爆玉米花、穀麥條、穀麥早餐、加少量鹽的果仁、燕麥餅乾、梳打餅、米餅、花生醬三文治、紙包脫脂奶或豆漿等。

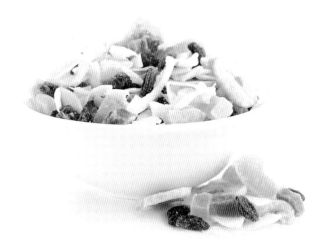

為甚麼有人說加一點鹽或糖入行山帶備的水會更好？

　　清水能夠補充身體水分，尤其是針對短於45分鐘的低強度運動。行山的時間較長（多於1小時），在水中加入鹽和糖可補充出汗流失的鈉，為肌肉和腦部補充葡萄糖。運動飲品的碳水化合物應介乎6-8%（相等於每100毫升6-8克糖），鈉含量應介乎10-25mmol/L（230mg-265mg鈉＝0.5-1.5g鹽）。市面上的運動飲品，有恰當的碳水化合物和鈉含量，並有不同口味，比清水容易入口，所以有不少人喜歡以運動飲品代替清水。

有沒有可供參考的減磅餐單？

要知道自己是否過重而有需要減磅，可計算身高體重指數（Body Mass Index, BMI）。

BMI ＝ 體重 / 身高 × 身高

根據世界衛生組織的建議，西方及亞洲成年人的體質指數分別劃分如下：

體質指數	公斤/米^2
過輕	<18.5
標準	18.5-22.9
過重	23-24.9
肥胖	≥25
嚴重肥胖	≥30

我們的身體需要熱量來維持生活，每日食物攝取量是熱量的主要來源。長期熱量過剩便會導致肥胖。所以要身體健康，「熱量收支平衡」非常重要。

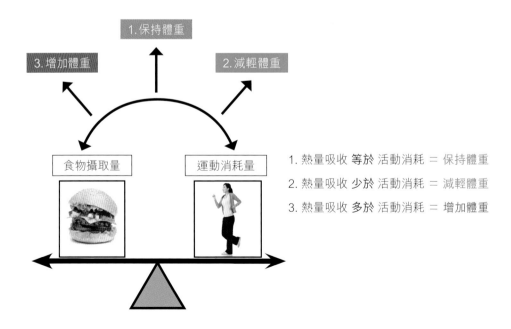

1. 保持體重

3. 增加體重

2. 減輕體重

食物攝取量

運動消耗量

1. 熱量吸收 **等於** 活動消耗 ＝ 保持體重
2. 熱量吸收 **少於** 活動消耗 ＝ 減輕體重
3. 熱量吸收 **多於** 活動消耗 ＝ 增加體重

　　減磅沒有特定的餐單，飲食應按照個人需要而定。每日減少攝取500-1000卡路里，一星期可減0.5-1磅。例如一個過重的人每天平均攝取2500卡路里，應減少攝取量至每日1500-2000卡路里，而不能每日攝取少於1200卡路里（除非有特別需要），否則會飲食不均衡。要減磅同時飲食健康，應以低脂、低糖、低鈉和高纖維為原則。以下圖表有助健步者選擇健康食物。若有關於減重的疑問，應諮詢合資格的營養師。相關資料可瀏覽香港營養師協會網頁：http://www.hkda.com.hk

減少選用
• 高糖分飲品如：普通汽水、盒裝或樽裝甜飲品，如：檸檬茶、樽裝涼茶、甜豆奶、果味飲品、罐裝咖啡等；
• 三合一飲品如：阿華田、好立克、甜咖啡、奶茶、朱古力奶等；
• 全脂奶類如：全脂奶、芝士、乳酪、忌廉、淡奶、雪糕、咖啡伴侶等；
• 糖果、朱古力；
• 甜麵包、甜餅乾及糕點如：菠蘿包、雞尾包、蛋糕、夾心餅、曲奇餅、椰撻、蛋撻、西多士等；
• 肥肉、雞皮、豬腳、雞腳、雞翼、鴨腳、內臟、魚頭/腩、排骨、臘味、腸仔、煙肉等；
• 罐頭食物如：午餐肉、回鍋肉、五香肉丁、豆豉鯪魚、忌廉湯等；
• 高鹽分醃料如：咸菜、梅菜、咸魚、腐乳，炸菜等；
• 豬油、雞油、牛油、棕櫚油、椰子油、椰汁、硬身植物牛油。

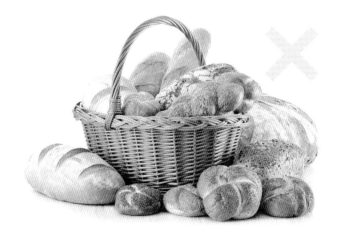

適量進食
• 五穀類：飯、粥、粉、麵、鹹麵包、鹹餅乾；
• 根莖類蔬菜：薯仔、蓮藕、芋頭、葛、番薯、紅青蘿蔔；
• 乾豆類：紅豆、綠豆、眉豆、青豆、茄汁豆；
• 其他：南瓜、粟米、栗子、蓮子、馬蹄；
• 水果；
• 奶類：脫脂奶、低脂奶、低脂乳酪、低脂芝士；
• 肉類：瘦豬肉、牛肉、家畜如雞、鴨、鵝（去皮）、魚、蝦、蟹及其他海產、雞蛋等；
• 黃豆及黃豆製品：硬/軟豆腐、鮮腐竹、豆漿；
• 可用少量的調味品：砂糖、黃糖、冰糖、果糖、蜜糖、鹽、豉油、麻油；
• 橄欖油、芥花籽油、花生油、粟米油、軟身植物牛油。

隨意進食
• 清水、有氣/無氣礦泉水、清茶、咖啡（少奶/無加糖）、檸檬茶/水（無加糖）、清湯；
• 所有綠葉蔬菜、瓜類、菇菌類；
• 低鹽調味品及配料，如檸檬汁、醋、胡椒粉、薑、蔥、蒜頭、芫荽、辣椒及各種香草等；
• 代糖（健怡）汽水及飲品；
• 低卡路里代糖/甜味劑；
• 代糖（sugar-free）喉糖及香口膠。

如何最有效減肥消脂？

　　如果希望減輕體重，每天大約須要額外消耗約500卡路里。除控制飲食外，亦須要踏出健康的一步，養成健步行的習慣。以一個體重60公斤的成年人來說，每天30分鐘的健步行（每小時行5公里的時速）便可消耗100卡路里。隨着訓練，身體的肌肉量亦會增加，新陳代謝率亦會相應增加。換言之，在靜止休息時，消耗的能量亦會增加。美國有研究指出一班過重的成年人每天健步行30至60分鐘，每星期行走大約4小時能有效地控制體重（大約9磅）。所以想做運動而達至減肥目的，趕快踏出你的第一步，嘗試這個既方便，又有益身心的運動。

素食運動者該吃些什麼？

健康的素食及其益處

　　素食是一個好的開始，但健康的素食並不只是拿走碟上的肉。素食要食得健康是須要同時配合：吃全素、吃整全食物*及盡量把食材生食（raw vegan and whole food）。

　　這三項原則可說是打開健康之門的萬能鑰匙。很多常見的功能性疾病或慢性病，例如胃氣脹、胃痛、便秘、血壓高、高膽固醇、糖尿病、痛風症、頻感冒、多種敏感症、多種頑固的免疫系統失調症、乳房脹痛、經痛等的婦女病、脂肪肝、生膽石等等，都可以通過吃全素、吃整全食物及食生加以改善或預防。如能夠把正確和健康的飲食態度持之以恆，最終可幫助減低患各種癌症的風險。

運動員可素食嗎？

　　既然素食的益處得以肯定，運動員當然適宜素食。只是要注意運動時的額外能量需求而相應作出全面的飲食計劃便可。適當的素食甚至可幫助提高運動員的成績。那麼素食運動人士該如何吃才能滿足自身的身體需求呢？

碳水化合物

　　運動時，身體需要額外的熱量及保持充足的水分。碳水化合物是身體首要及主要的燃料，也因此而成為運動者主要的能量來源，應佔總能量的60%。如果在日常飲食中所攝取的碳水化合物比例不夠，肝醣的儲存不足，就容易導致疲勞和耐力差。素食者的飲食本身已經比一般多肉多蛋多奶的西式飲食較容易確保攝取足夠的碳水化合物。攝取碳水化合物的同時，我們應該選擇一些纖維含量高、升糖指數低的碳水化合物，例如各種蔬菜、整個生果（而非純果汁）、未經精製磨殼的澱粉質，例如

---

*整全食物的意思是指沒有經過工業處理或人工精製過的食物。除了即食加工食品、煎炸食品、零食、餅乾等是精製食物外，主流的白飯、白麵包、白麵條等，其實也已屬於精製食物，不利健康。可食用未經磨去殼的殼物，例如糙米、紅米、藜麥等取而代之。至於小麥，因為含有蛋白質麩質（gluten），所以就算是全小麥，也並不被列入健康之選。

糖米、紅米、黑米、小米、藜麥等。這些高纖維的複雜性碳水化合物在消化過程中能緩和糖分的釋放，使糖分以穩定的速率進入血液，避免血糖水平大起大落，有助更有效地吸收營養和給予較持久的食後飽滿感。至於纖維含量低、升糖指數高的碳水化合物，例如白糖、白飯、馬鈴薯，及所有由白麵粉製成的白麵包、白意粉、白麵條、餅乾及精製加工的零食糕點甜品、汽水等等都應該盡量避免。

脂肪

身體經過一段時間的有氧運動後，自然便會提升從脂肪取得的熱量比例。另外，脂肪是每個細胞的原材料，所以從食物攝取高質量的脂肪很重要。我們需要的優質脂肪應該是從植物（例如：果仁類、豆類、種籽類、全穀類、牛油果等）所提供的單元及多元不飽和脂肪而來。相反，所有從動物、動物產品或高溫油炸物而來的脂肪，就只含有有害的反式脂肪、膽固醇和飽和脂肪，對健康構成威脅。

果仁類、豆類、種籽類和全穀類的食物，如果能經充分浸水後食用，或者發芽後作為沙律材料生食效果更佳。

蛋白質

蛋白質是建構身體及供應肌肉發展的主要營養，應佔運動人士總能量的15%-20%。植物蛋白雖然被稱為不完整蛋白（因為缺乏一個或多個必要氨基酸），但是不同種類的植物，尤其各種豆類、種籽類及堅果都含有豐富及不同的氨基酸組合。只要選擇多樣化的食材，就能輕易互補不足，從中獲得足夠的蛋白質分量，同時亦避免吃下肉類中含有的有害膽固醇、飽和脂肪及各種殘餘藥物和激素。

目前並無充分證據支持額外的蛋白質或氨基酸可提升運動表現，但有一點要留意的，就是假如體內的碳水化合物未能滿足運動時需要的額外熱量，蛋白質中的胺基酸就會被用作燃料充當熱量，導致喪失耐力及肌肉力量，也會影響內分泌、免疫及骨骼功能，所以運動人士必須確保有充足及優質的碳水化合物作燃料提供熱量。

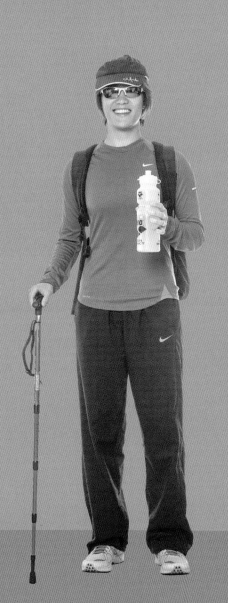

Lesson **4**

在不同環境

健步行有哪些要領？

如何使用步行徑上的健身設施？

除了心肺功能外，身體柔軟度及肌肉力量也是對人類健康很重要的體適能元素。美國運動醫學學會建議每週應進行4-7次伸展鍛鍊及2-3次的肌肉力量鍛鍊以保持身體健康。在香港的公園內或步行徑旁都設有很多健身設施可以鍛鍊身體柔軟度及肌肉力量。此類設施一般適合成年人使用。

最常見鍛鍊柔軟度的設施有太極揉推器、扭腰機及上肢伸展器。一般來說，使用此類設施時，我們要注意活動的幅度及速度。活動幅度過大或速度太快會有可能拉傷關節及附近的肌肉組織。例如扭腰機，我們應以緩慢的速度扭動（大概1-2秒時間扭動1次），以免扭傷腰椎關節。

動作示範

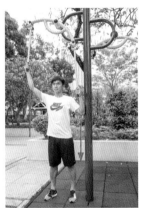

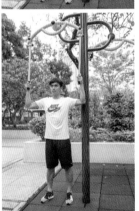

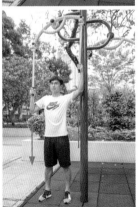

上肢伸展器

使用方法：

❶ 雙手分握手柄。

❷ 一手把手柄向下拉，一手伸直抓緊手柄。

❸ 兩手輪流交替作伸展動作。

主要功能：

鍛鍊手腕及手臂肌肉，加強上肢的柔韌度。

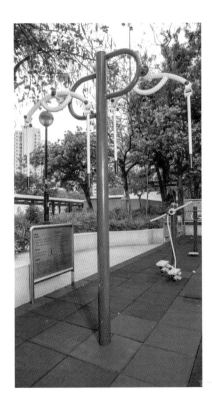

太極揉推器

使用方法：

❶ 站立，雙腿分開至肩膀闊度。

❷ 雙手緊握手柄。

❸ 以順時針或逆時針方向推動轉盤。

❹ 推動時可順勢將下肢重心向同一邊轉移。

主要功能：

鍛鍊肩部、肘部、髖部及膝部肌肉。

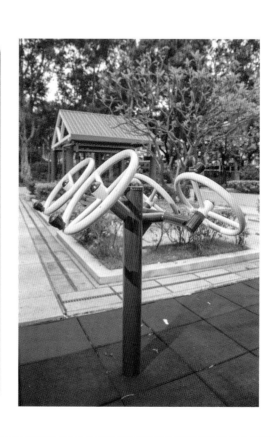

動作示範

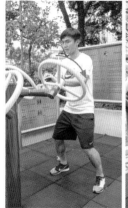 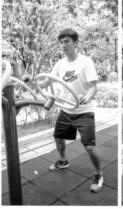 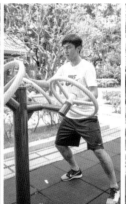 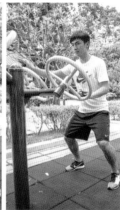

扭腰機

使用方法：

❶ 雙手緊握扶手，兩腳踩在轉板上。

❷ 扭動腰部使下肢左右搖擺。

主要功能：

舒展腰部；增強心肺功能。

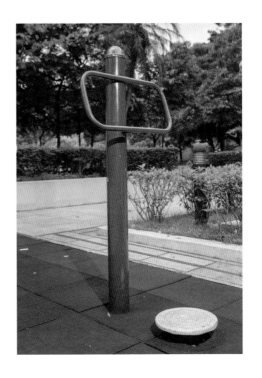

動作示範

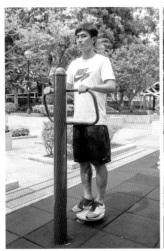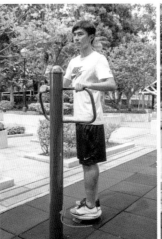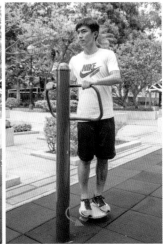

　　最常見鍛鍊肌肉力量的設施有踏步機、踏步台、手臂轉板及坐拉訓練器。由於力量訓練強度高，應注意動作姿勢，減低關節負荷。例如使用踏步台上落時，需將髖、膝及踝關節保持一直線，減低關節韌帶負荷。另外，進行下肢相關動作時，須要注意身體平衡，以免跌傷。肌肉力量訓練會導引肌肉疲勞。肌肉疲勞會短暫減弱肌肉的協調能力，減低平衡力，增加跌傷風險。故此，訓練時要量力而為，切勿讓肌肉過份疲勞及使用扶手防止跌傷。

**正確使用
踏步台的姿勢**

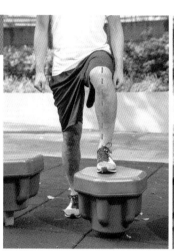
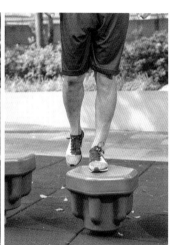

**錯誤使用
踏步台的姿勢**

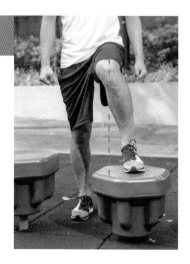

踏步機

使用方法：

❶ 雙手緊握扶手，兩腳踩在踏板上。

❷ 兩腳上下踏步，雙手隨扶手上下擺動，腰部配合動作扭擺。

主要功能：

鍛鍊下肢肌肉力量及耐力，以及身體平衡力；增強心肺功能。

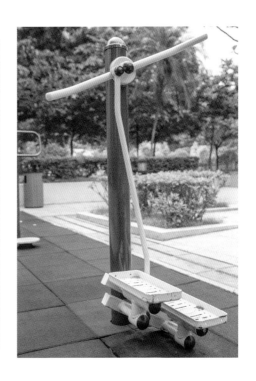

動作示範

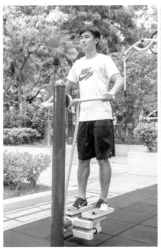
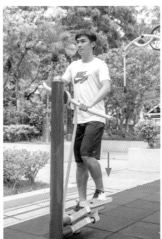
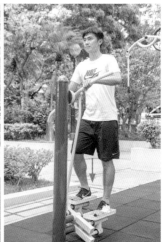

坐拉訓練器

使用方法：

❶ 背對器械而坐，雙手握緊手柄。

❷ 用力向下拉，緩慢還原。

主要功能：

增強肩、胸肌群的力量。

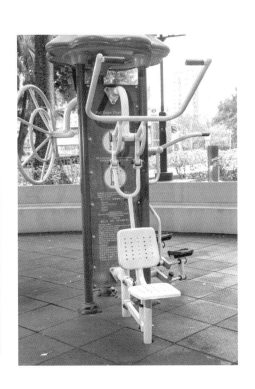

動作示範

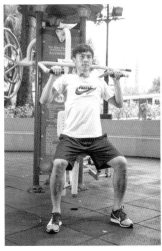 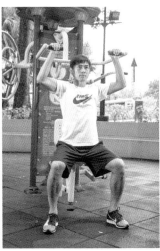 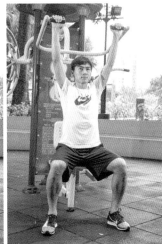

每個儀器旁邊都會有使用指引，請參照指引上的方法使用儀器，以減低受傷風險。訓練後，如果發現目標關節或肌肉有輕微疼痛感覺，可能是運動後的反應，最好休息一天，讓身體恢復。如果發現痛楚嚴重或未有減退，可能是受傷的跡象，應找醫生或相關醫護人員治理。

錯誤姿勢

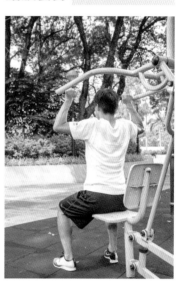

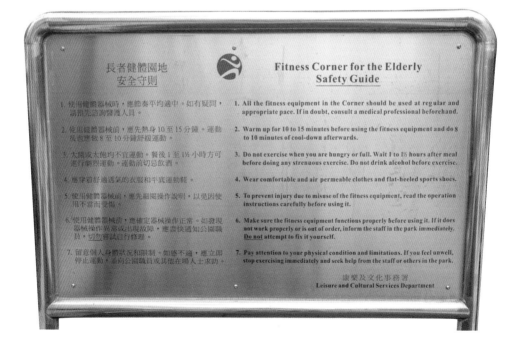

長者健體園地
安全守則

**Fitness Corner for the Elderly
Safety Guide**

1. 使用健體器械時，應節奏平均適中。如有疑問，請預先諮詢醫護人員。

1. All the fitness equipment in the Corner should be used at regular and appropriate pace. If in doubt, consult a medical professional beforehand.

2. 使用健體器械前，應先熱身 10 至 15 分鐘。運動後也要做 8 至 10 分鐘舒緩運動。

2. Warm up for 10 to 15 minutes before using the fitness equipment and do 8 to 10 minutes of cool-down afterwards.

3. 太餓或太飽均不宜運動。餐後 1 至 1½ 小時方可進行劇烈運動。運動前切忌飲酒。

3. Do not exercise when you are hungry or full. Wait 1 to 1½ hours after meal before doing any strenuous exercise. Do not drink alcohol before exercise.

4. 應穿著舒適透氣的衣服和平底運動鞋。

4. Wear comfortable and air permeable clothes and flat-heeled sports shoes.

5. 使用健體器械前，應先細閱操作說明，以免因使用不當而受傷。

5. To prevent injury due to misuse of the fitness equipment, read the operation instructions carefully before using it.

6. 使用健體器械前，應確定器械操作正常。如發現器械操作異常或出現故障，應盡快通知公園職員，切勿嘗試自行修理。

6. Make sure the fitness equipment functions properly before using it. If it does not work properly or is out of order, inform the staff in the park immediately. Do not attempt to fix it yourself.

7. 留意個人身體狀況和限制。如感不適，應立即停止運動，並向公園職員或其他在場人士求助。

7. Pay attention to your physical condition and limitations. If you feel unwell, stop exercising immediately and seek help from the staff or others in the park.

康樂及文化事務署
Leisure and Cultural Services Department

在不同路段步行須要注意什麼？

上落階梯須要注意什麼？

步行到郊野地段不免會遇到比較高身的石級，這裏分享一下上下階時要注意的事項：

1 攀升時注意膝關節走向，應同臗及腳踝成一直線，若習慣太靠中線，一來不易發力，二來容易令關節及韌帶過分受壓而引致勞損。

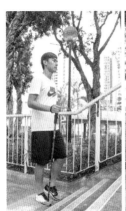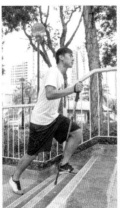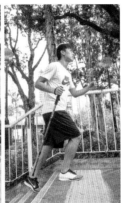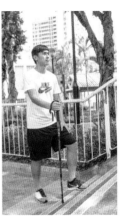

2 下階時，支撐腳盡量呈半蹲狀態，令前腳較近下階，而前腳亦盡量輕放以減低震盪力，減低前膝痛的可能。

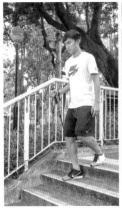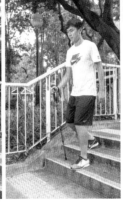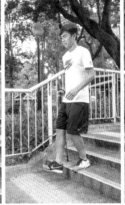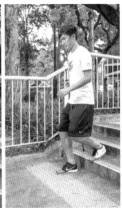

如何有效使用背包及行山杖？

　　使用背囊時肩帶應盡量鎖緊，可將重物靠近背部以減輕腰背負荷。若長時間健步，應選擇背部有通風功能的背囊。至於行山杖，一般可調校高度至肚臍及胸口之間，比一般助行具高，有便於上山及下山時配合應付不同高度。

　　行山杖一般可放於主力手，但若有腳患及痛楚想用行山杖支援，就應用對邊手配合，如左腳不適就用右手控制行山杖，以配合人體走路時之步態。另外亦建議大家注意行山杖之方向，以便鞏固支點，同時請將手帶套於腕間，令行山杖不易掉失。

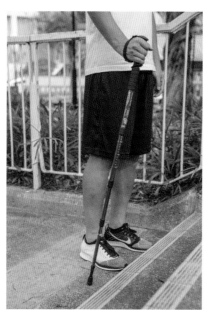 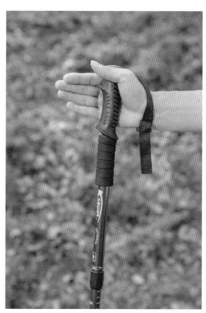

行山杖高度應在胸腹水平左右　　　　留意緊握行山杖之方向，更能支撐重量

在不同環境健步行有哪些要領？

Q 行山有什麼須注意？

　　行山是香港最受歡迎的戶外運動之一。除了可以與大自然接觸，還可以強身健體。由於山上的環境變幻莫測，所以行山有一定危險。為免樂極生悲，行山前須做足準備，減低發生意外的可能。

制定合適的行山路線

　　出發前應因應自己的能力制定合適長度及難度的路線，以免體力不足以應付，增加受傷風險。考慮難度包括路線的坡度及路面狀況。以香港的路線為例，水塘及家樂徑多為石屎路及平路，難度較低。而麥理浩徑及衛奕信徑多為山路及斜路，難度較高。

準備充足的裝備

　　登山者須要準備充足的裝備作一般使用及應急時用。

一般裝備

☑ 一般衣着裝備請詳見 P43。另外，請多帶一套衣服，以便更換。

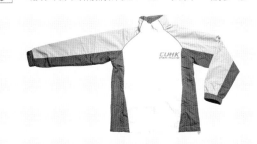
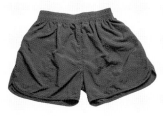

☑ 驅蚊劑或防蚊貼。　　　　☑ 地圖及指南針。

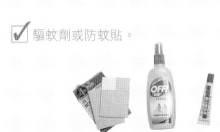
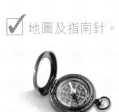
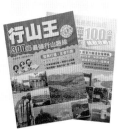

一般裝備

☑ 帶備充足的飲料及食物。飲料方面，除了飲用水外，
建議帶一些運動飲料，補充出汗時電解質的流失。尤
其在較熱的天氣，為預防中暑，更須要補充足夠水分
及電解質。視乎天氣，建議每小時補充500-1000毫
升水分以保證體內水分充足。食物方面，建議備好碳
水化合物（麵包、餅乾）、生果（香蕉、蘋果）。這類
食物能迅速補充血糖，維持供給肌肉的能量。

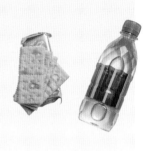

應急裝備

☑ 移動電話作救援用。確保電話有
充足電量。

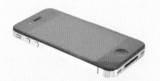

☑ 急救包。擦傷在行山時非常普
遍，故此急救包內需要有洗傷口
及包紮傷口的工具
（膠布、紗布繃
帶、敷料、
消毒藥水、
三角巾等）。

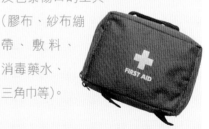

☑ 電筒和哨子。如遇上
意外要逗留在山上，
電筒可以晚上提供照
明。另外，電筒及哨
子亦可作求生之用。

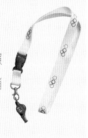

☑ 雨褸或防水風褸。

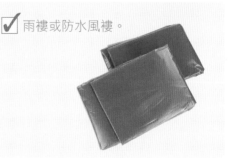

注意安全

山上環境複雜，戶外天氣變化多，行山時應格外注意安全。

天氣注意

❶ 出發前留意天氣報告，避免在酷熱、濕度高、無風或空氣質素健康指數甚高的日子行山。亦應避免在雷暴、暴雨警告信號生效、天氣不穩定的情況下行山。欲知天氣詳情，可以瀏覽以下網頁：

遠足及攀山天氣資訊：
www.hko.gov.hk/sports/hiking_uc.html

我的天文台（定點天氣）：
www.hko.gov.hk/locspc/locspc_portal_uc.htm

香港天文台：
www.weather.gov.hk

郊野公園流動電話服務：
www.ofca.gov.hk/tc/consumer_focus/mobile_telecom/
country_parks/mobile_network/index.html

❷ 暴雨過後，由於泥土較鬆散，切勿走到坡上或崖邊，以免失足。

❸ 暴雨時，切勿走到河道附近的橋樑下避雨，以免山洪暴發。

行山時注意

① 切勿獨自行山，偶有獨自行山人士在山上因沒有同伴報警而失救。建議最少有一人隨行。

② 切勿自行離隊，以免走失。

③ 切勿餵飼動物，以免受到動物襲擊。

緊急時注意

當遇上意外時，撥打999或國際救援號碼112求助。求助時提供以下資料：

① 意外性質和事發經過。

② 肇事時間及地點（可用座標或最近的標距柱號碼代表）。

③ 傷病者資料。

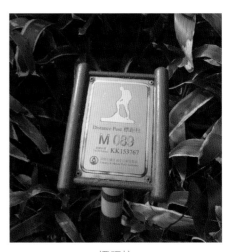

標距柱

發生事故時，如何進行簡單急救？

　　在戶外環境健步行或行山時，隨時可能發生意外。在緊急的情況下，如果患者未能得到及時適當的處理，情況可能會惡化甚至死亡，所以懂得如何在救援人員到達前處理緊急情況絕對可以幫助患者減輕傷勢。大部分緊急情況的處理需要曾接受急救訓練的人方可進行，例如心肺復甦法、處理骨折等。如果沒有受過急救訓練，在健步時遇下以情況，可以做什麼呢？

▍突發狀況：流鼻血

　　若遇見突然流鼻血的情況，有以下急救方法：

❶ 讓傷者坐下，頭微俯。以免血液在鼻腔內倒流到氣管，阻礙呼吸。

❷ 讓傷者用口呼吸，然後用拇指及食指捏緊鼻骨下的柔軟部位。另外，如果有冰塊或冰墊，可以冷敷前額位置。用意為減少鼻腔內的血液流量令傷口結疤。

❸ 捏鼻10分鐘後，如仍未能止血，再捏10分鐘。

❹ 如仍未止血，立即將傷者送往醫院治療。

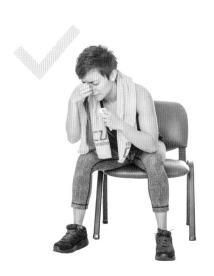 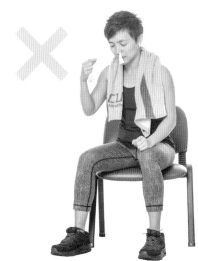

77

突發狀況：身體過熱

當身體過度脫水，會減少排汗，身體內的熱能未能有效地散發，最後出現身體過熱的現象。身體過熱分兩個階段：初期為熱衰竭，後期為中暑。當發現身體過熱的患者時，我們應盡早處理，否則當情況進展到中暑階段，嚴重的可能會導致患者死亡。處理的目的為幫助患者盡快降低身體溫度及補充水分。下表為熱衰竭及中暑表徵的分別及處理方法：

	熱衰竭	中暑
徵狀	頭痛、暈眩、噁心	
	皮膚濕冷、蒼白 脈搏促而弱 疲倦、四肢乏力	皮膚乾熱（停止出汗） 脈搏促而強 精神錯亂 昏迷
處理方法	❶ 停止活動 ❷ 將患者移至陰涼處休息，可用風扇保持空氣流通 ❸ 除去多餘衣物 ❹ 補充水分及電解質（若患者昏迷，切勿飲食） ❺ 若患者昏迷，安置患者於復原臥式，保持氣道暢通 ❻ 將患者浸在水中或用溫水濕毛巾抹身，幫助散熱 ❼ 可用冰塊或濕毛巾置於患者腋下及腹股溝 ❽ 若患者昏迷應盡快送院處理

另外，炎熱天氣時預防身體過熱比出事後進行搶救更為明智。以下為一些可以在健步行時減少發生身體過熱的小貼士：

① 定時補充水份及到陰涼處稍作休息
② 戴帽遮蓋頭及頸部
③ 穿着薄身、透氣的衣物
④ 如感到身體不適應立即停止活動及到陰涼處休息

▋ 突發狀況：癲癇（發羊吊）

癲癇是無法阻止的，我們只能讓患者繼續抽搐直至停止。旁邊的人能做的是減低患者抽搐時的損傷。以下是一些處理癲癇患者的建議：

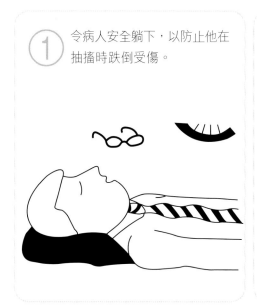
① 令病人安全躺下，以防止他在抽搐時跌倒受傷。

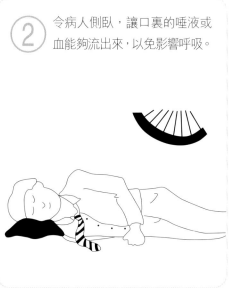
② 令病人側臥，讓口裏的唾液或血能夠流出來，以免影響呼吸。

③ 移走現場附近的硬物、尖鋭或燙熱的物件，以免傷及病人。

④ 鬆開病人過緊的衣領。

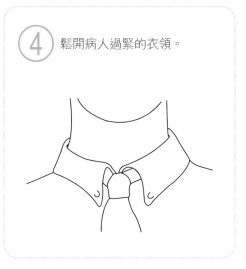

⑤ 不應該遏制病人的動作，因這樣可能會引致其他受傷。

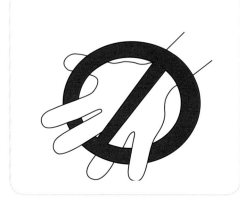

⑥ 切勿將任何物件放入病人口內，否則有機會引致其牙齒損傷。

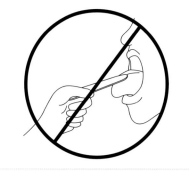

最後，有很多情況未曾接受急救訓練人士不能處理。為保障自己及朋友，快去認可的機構進行急救訓練。以下為香港開設急救訓練課程的機構：

1. 香港紅十字會 www.redcross.org.hk
2. 香港聖約翰救護機構 www.stjohn.org.hk

什麼是高山反應？遇到時如何保命？

很多人喜歡出外旅遊，順道登上高山觀賞風景。台灣的阿里山（2500米）及馬來西亞的神山（4095米）是港人最常到訪的景點。由於香港沒有這麼高的山，故此香港人對登上高山的準備及危機意識較薄弱。登上高山其中一項危險便是高山反應。

由於高地（>1500米）的空氣比較稀薄，身體在同等分量的空氣內能攝取的氧氣減少，如果人的身體未能及時適應低氧及低氣壓的環境，便有可能出現高山反應。文獻顯示人類在海拔3500米以上出現高山反應的風險為34-79%。急性高山反應（Acute mountain sickness）患者會出現頭痛、暈眩、心悸、呼吸困難、惡心及嘔吐等徵狀。嚴重的會觸發高山肺水腫（High-altitude pulmonary edema）及高山腦水腫（High-altitude cerebral edema）。如處理不當，更會致命。所以登山人士認識如何預防及處理高山反應非常重要。大部分預防及處理高山症的方法都是為了提高身體吸取的氧氣，具體方法如下：

預防方法

1. 控制每日上爬速度

主要為了令身體有充足時間適應低氧、低壓的環境。如高度 >3000米，建議每天上爬300米，而每上升1000米便休息一天以作適應。

2. 減低活動量

減少身體氧氣的損耗，避免肺部過度換氧。

3. 補充水分

在低氧的環境，身體會出現脫水的現象，故此需要時常補充身體的水分。

4. 服用乙醯唑胺（Acetazolamide）

最常用於預防及處理高山症的藥物之一。用來降低血液酸鹼度，刺激身體呼吸，幫助適應低氧、低壓環境。每天服用250毫克-1克，服用前應諮詢醫生意見。

處理方法

1. 下降高度

建議患者盡快返回較低海拔的地方（下降最少300米），增加患者可攝取的空氣氣壓及氧氣成分。

2. 增加氧氣補給

提供高氧氣濃度的空氣給患者。例如文獻建議在海拔4300米要用35%氧氣成分供給患者。

3. 高壓治療

患者須逗留在高壓艙內一小時以舒緩徵狀，而建議艙內壓力約為193毫巴（mbar）。

4. 服用乙醯唑胺（Acetazolamide）

每天服用125 - 500毫克，由醫生處方。

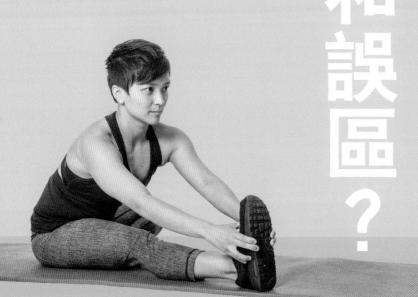

健步行有哪些

常見問題和誤區？

暴走鞋及搖擺鞋適合步行嗎？

　　近年常見小朋友穿着底下帶有滾輪的暴走鞋，於大街小巷左右穿梭。到底我們健步時，可以穿着暴走鞋嗎？

　　首先，要從暴走鞋的結構分析，一雙合格的步行鞋需要符合以下幾項條件：

一、堅固的後跟杯

　　後跟杯是鞋身的脊骨，如果後跟杯沒有加硬，鞋身會過軟。走路時足部內翻或外翻的幅度會加大，令足踝關節附近的肌肉負荷加重，容易造成疲勞甚至痛症。相反，堅固的後跟杯可以令走路時步伐更穩定有力。

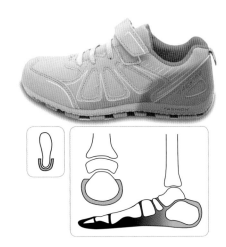

二、抗屈曲的後半部鞋底

　　足部於走路時，只有腳趾的關節須要背屈（向上屈曲），所以一雙好鞋的鞋底應該只有腳趾的部位可以屈曲（約為鞋底前端的三分之一）。如果整個鞋底都柔軟得可以屈曲，會令足弓底下的軟組織（如足底筋膜及肌肉）受到拉扯，容易引起抽筋，甚至足底筋膜炎。

三、附帶鞋帶或魔術貼的穩固設計

　　對於足部，走路是一項重複加速及減速的運動。當足部著地時，鞋與地面的摩擦力會令鞋停留在路面，但在鞋中的足部要有效減速，鞋面的包覆便很關鍵。如果鞋帶掁得穩固，足部便沒有向前衝的空間，足底與鞋的摩擦力便減至最低。相反，如果鞋面包覆得不夠全面（如沒有鞋帶，甚

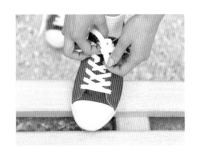

至只包覆腳趾面細小面積的女裝鞋),足部於著地時便會向前衝,身體會條件反射控制足底肌肉收縮抓緊地面。此舉一來會加重肌肉負擔,長遠會令腳趾關節習慣屈曲,形成趾關節表面的雞眼問題。所以,每次穿鞋均揆好鞋帶,會令走路更加自如。

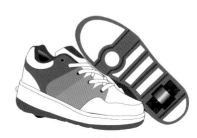

暴走鞋

暴走鞋如果符合以上的條件,理論上就不會在步行時增加足部負荷或受傷的風險。可是,暴走鞋在後跟底部加上了一個滾輪,會對走路的姿勢有所改變嗎?

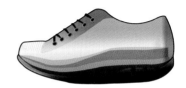

搖擺鞋

答案當然是有的。人類步態分為站立相及搖擺相,站立相代表足部著地負重時間,可再細分為後跟著地、重心轉移、腳趾推進三個階段。

後跟著地時足部帶緩震及減速的功能,相反腳趾離地前足部會令身體向前推進。穿着附有滾輪的暴走鞋不能直接以後跟著地的方式走路,否則會失去平衡,跌得人仰馬翻。所以,穿着暴走鞋步行時會以腳尖先著地,取代後跟著地的方式。整個站立姿勢也以前掌為重心,情況有點像穿着高跟鞋。長時間以此作為步行工具,會令小腿後筋慢慢變緊,前掌壓力過大,引起厚繭或關節囊發炎等問題。

總括而言,暴走鞋是一類特殊運動的專用鞋,比較適合在限定時間內作為練習或表演之用。在進行此項運動的其餘時間,應該換上正確的步行鞋走路。

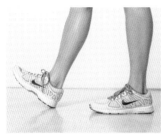

後跟著地

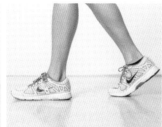

重心轉移

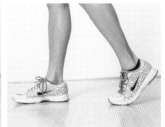

腳趾推進

85

搖擺鞋其實是一項很傳統的矯形學工具，用以治療各種足部問題。近年某鞋廠結合此概念推出一系列優閒運動鞋，令其變身成為潮流一族。傳統的搖擺鞋稱為 Rigid Rocker Sole，形狀像船的底部，在前後端向上微微彎起，整個鞋底皆不能屈曲。這種設計的功能在於：(1) 減輕前掌和後跟的壓力；(2) 減少步行時腳趾屈曲所需的角度。這兩項特點對於患有壓力性足底創傷（例如雞眼、厚繭、蹠骨頭發炎），以及拇趾關節問題（例如拇趾外翻、拇趾關節僵硬）的病人尤其重要。所以，一雙合乎標準的搖擺鞋，絕對適合作為健步行之用。

可是，市面上的搖擺鞋經過重新包裝，變得十分時髦。有些更聲稱能夠加重下肢肌肉運動量，達致「美腿」功效，到底孰真孰假？

經過多項實證的傳統搖擺鞋擁有堅固的鞋底，而且只允許前後搖擺。現今大多聲稱可以「美腿」的搖擺鞋，鞋底均過份柔軟，令雙腳除了前後擺動，更可以左右擺動。的確，此舉會大大加重雙腳的肌肉負荷，增加步行時消耗的能量。不過，這類搖擺鞋前後左右擺動，十分不穩定，就像那些應用於「拗柴」後復康訓練的踏板。這種鍛鍊一般不會多於十五分鐘，而且在十分安全及專注的情況之下進行。如果穿着這種左右搖擺不定的鞋長時間步行，只會令肌肉負荷過度，很大機會造成勞損性創傷。其實，美國已經有法庭裁決某種搖擺鞋廣告聲稱可以「美腿」的說法為失實陳述。大家應該小心選擇，或先徵詢矯形師意見。

健步有助治療扁平足嗎？

　　想知道健步可否治療扁平足，首先要了解扁平足的成因。扁平足可分為結構性扁平足或功能性扁平足，前者是由足部關節僵硬導致，任何時候足弓都呈現扁平狀態，這類扁平足較為罕見。功能性扁平足則是由於足部關節韌帶過鬆（先天因素），或肌肉力量不夠支撐身體重量（後天因素），令站立時足弓出現下陷現象，此類扁平足十分普遍。基本上，每人站立時足弓均會承受身體重量，如果肌肉力量能對抗此重量，免於出現足弓下陷的話，足部便是完美無缺。但是都市人普遍肌力不足，加上體重過高，所以足弓下陷十分常見，分別只在於下陷的幅度多或少。

　　理論上，健步行當然可以減少功能性扁平足的幅度。因為健步行可以控制體重，增強肌力，直接減少足弓下陷的後天因素，減輕足弓的壓力。不過，由於足弓下陷是很多勞損性創傷的原因之一，所以如果發現自己有明顯的足弓問題，想靠健步行運動改善，建議先以足弓承托墊減輕因扁平足而產生的力學問題，令健步行更安全，達致更大功效。

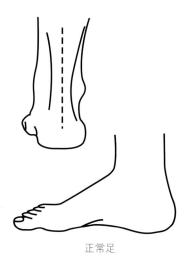

正常足

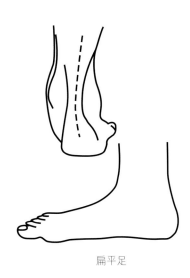

扁平足

足弓下陷者須預防脛後肌功能失調症

如果有明顯足弓下陷的情況，長時間的步行，有機會出現各種痛症，如常見的足底筋膜炎、拇趾外翻、內外側膝痛、膝蓋軟骨退化等等。其中特別一提的是脛後肌功能失調症（Posterior Tibial Tendon Dysfunction, PTTD），因為這病症會令扁平足急劇惡化，甚至演變成結構性扁平足，故此不可不知。

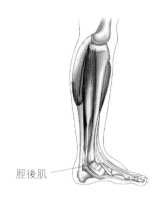

脛後肌

脛後肌是連接小腿至舟骨的肌肉，而舟骨是足弓裏最高的小骨頭，足弓下陷的幅度就是憑舟骨的位移所量度。正常情況中，足弓某程度上就是靠脛後肌向上的拉力維持。可是如果足弓因其他因素而下陷（如先天韌帶過鬆或後天體重過高），脛後肌會受到直接拉扯，如果脛後肌不夠強壯，很容易便會拉傷，導致肌力減低以及足部內側異常疼痛。減低肌力會降低維持足弓高度的功能，形成惡性循環，最終導致足弓完全扁平。所以，如果察覺足部內側容易倦痛，又或單腳站立的平衡力差，便要考慮使用足弓承托形鞋墊，減低患上脛後肌功能失調症的風險。

只有穿着高跟鞋步行才會引致拇趾外翻嗎？

近期醫學研究指出，拇趾外翻跟穿着高跟鞋的關係，並沒有我們一直所想的大。高跟鞋的確是其中一個惡化因素，不過遺傳的關聯性更強。幾乎沒有人一出生便患有拇趾外翻，但遺傳的關節柔軟度、足弓高度、膝關節偏歪等因素，都會令負重時產生錯誤的力學，引致拇趾外翻。所以，即使不穿着高跟鞋，也有機會患上此病症。

拇趾外翻是十分常見的病症。當拇趾向第二趾靠攏，跟第一節蹠骨形成多於15度的夾角時，便屬於初期階段。同時間第一蹠趾關節會增生骨骼，形成波子骨發大的情況。

很多病人沒有穿着高跟鞋的習慣，甚至乎從來不曾穿着高跟鞋（例如男性病人）。那麼除了高跟鞋外，還有甚麼力學原因形成拇趾外翻？

形成拇趾外翻的原因

其中一項因素就是足弓下陷。足弓下陷並不代表扁平足，足弓下陷乃指足弓自然的高度於負重時明顯降低。測量方法多是比較負重前後舟骨離地高度的改變。無

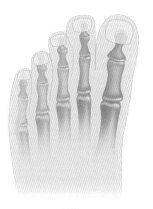 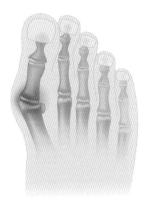

正常　　　　　　　　　　拇趾外翻

論高弓足或扁平足一樣有機會下陷，甚至高弓足由於足弓空間比較多，下陷的幅度可能更加厲害。因此也有研究指出高弓足跟拇趾外翻的關係比較高。

　　連接每隻腳趾及腳跟骨的足底筋膜，會因為足弓下陷而拉長並拉緊。拇趾的底部因此而受到拉扯，限制了蹠趾關節背屈的幅度。這情況稱為功能性拇趾受阻（Functional Hallux Limitus）。步行時，當腳趾進入推進階段，正常的拇趾可能背屈至60度之多，才能令第一蹠骨頭長時間受力。可是，受阻的拇趾背屈至極限便會停止屈曲，令第一蹠骨頭提早離地，導致拇趾前端較為受力。這不正常的壓力於蹠趾關節產生扭力，令拇趾向第二趾靠攏，久而久之形成拇趾外翻。

　　所以，即使不穿高跟鞋，只要出現足弓下陷情況，仍是有可能形成拇趾外翻，令情況惡化，某些患者更會感到波子骨痛楚。所以，一雙有承托力的運動鞋，配合物料比較堅固、能夠完全承托足弓的力學鞋墊，有助效恢復第一蹠趾關節的活動能力，減少拇趾外翻的痛楚及惡化可能。

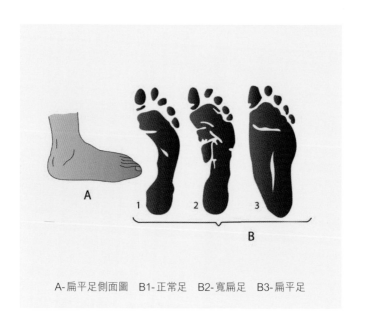

A-扁平足側面圖　B1-正常足　B2-寬扁足　B3-扁平足

步行過多會引致盲腸炎？

「食飽飯唔好行得咁快呀！會盲腸炎㗎！」

常從長輩口中聽到這句説話，叮囑我們飯後不可快行或跑跑跳跳，因怕食物的碎粒會掉到闌尾（盲腸）裏，引起盲腸炎。甚至有人説步行過多已經足以引致盲腸炎。究竟步行跟盲腸炎有何關係？

盲腸炎的成因及病徵

傳統的觀念認為闌尾炎是因為在飯後做劇烈運動，使食物碎粒掉到闌尾，但是這種説法沒有根據。真正造成急性闌尾炎的原因不明，有人認為與飲食的纖維程度或衞生習慣有關。闌尾炎發生的主因通常是闌尾淋巴結腫大導致闌尾阻塞，而其他最常造成盲腸阻塞的東西包括糞石、寄生蟲等，如果此時再加上微菌感染，就可能會引發闌尾炎。一般發病3個月以內的闌尾炎為急性闌尾炎，超過3個月稱為慢性闌尾炎。

典型闌尾炎發作，患者臍周或上腹部會逐漸出現疼痛，或持續性，或陣發性，數小時後可能出現固定右下腹部壓痛。

久拖急性盲腸炎，可能會因為沒有處理導致膿瘍，甚至腸道穿孔。若是延誤就醫，更會造成敗血症、腹膜炎等併發症，甚至導致死亡。

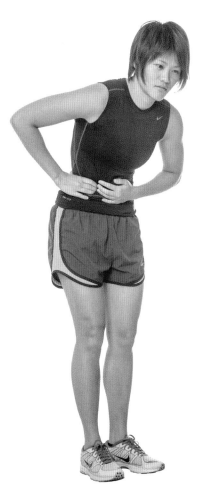

肚痛

治理盲腸炎

　　若有盲腸炎的徵狀，應立刻求醫。因為盲腸炎的徵狀常常反覆多變，所以醫生從速作出診斷，把握及早治療的機會，十分重要。確診後因可能要做手術，所以切勿給患者飲食。醫生如懷疑病人患上急性盲腸炎，會立刻送患者進醫院觀察，或施外科手術。

　　傳統治療方式為剖腹開刀切除，近來醫學界開始運用腹腔鏡手術來處理急性盲腸炎，因具有疤痕小、恢復快的優點，逐漸被病人接受。除施手術外，也要補充液體、電解質及使用抗生素，以降低手術後感染率。對盲腸穿孔導致膿瘍者，有學者主張立即開刀，也有專家主張先進行支持性治療，經4-6週後視乎情況再做手術。

　　如果一時難以診斷盲腸炎，醫生也會安排合適的掃描幫助確診，或觀察病情的演變。若及早察覺盲腸炎，並及早診治，可以完全治癒，不會有不良後果。

為什麼走得快會小腹痛？

走路運動通過兩種機制影響消化系統，包括增加腹內壓及消化器官的可動性。前者可引致胃酸倒流，而後者可能會導致胃腸道疼痛。

正如前文所說，飯後做運動與盲腸炎沒有直接關係，那為什麼飯後即時運動會出現腹痛呢？其實，飯後運動所引起的小腹痛，是由於我們進食後，腸胃器官需要大量血液供應以幫助消化。如果此時進行較劇烈的運動，例如快步走甚至跑步，血液就會由腸胃流向四肢，造成四肢和腸胃器官「搶血」，導致消化系統因為缺血而引發胃腸道平滑肌痙攣，出現小腹痛。這其實是身體正常的警示反應，目的是為了叫人停止運動，讓血液流回腸胃器官進行消化。所以，飯後不要即時運動，應休息一段時間，以免出現肚痛。

橫隔膜抽筋

運動時會感覺肚子痛，一般在醫學上被認為可能是橫隔膜抽筋（Exercise-related Transient Abdominal Pain，ETAP），常發生在跑步者身上。

究竟什麼原因導致這個現象，目前仍未有定論。比較具有共識的說法為血液含氧量不足或核心肌群無力。呼吸不順暢、飯後立即運動，甚至缺水，也有可能導致短暫腹痛。

通常腹痛發生時間短暫，建議當下先停止運動，進行緩慢且深長的呼吸，放鬆橫膈膜，疼痛感應會漸減。

如果腹痛過於劇烈，或疼痛部位為下腹部，甚至男性感到睪丸疼痛，很可能是運動型疝氣（Sports Hernia），運動員應及早求診，以免引起其他嚴重併發症。

如何評估運動員腹痛

　　除了一般腹痛病歷資料外（如位置、時間、嚴重程度等），詳細的訓練及運動史尤其重要，例如近期任何增加或更改運動量、時間、類型或運動強度等。完整的飲食史也很重要，包括補充、體液和膳食（食物種類、頻率、會引起腹痛的食物等）。

　　為了預防腹痛，運動員平日須加強訓練腹部肌群，而運動前適當的伸展暖身也很重要。建議正餐後約兩小時再運動，讓食物盡量完全消化，降低腹痛發生的機率。

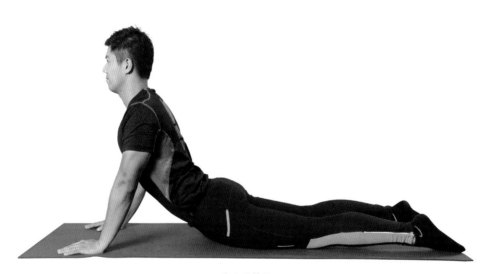

腹直肌伸展

人人都適合行「石春路」嗎？

「石春路」正式名字是鵝卵石路，因為主要以鵝卵石來鋪設。中醫一般認為赤足在鵝卵石路上行走可刺激足底穴位，促進足底血液流通，疏通足底的經絡。

練習時應以小步前進，過程中應感到舒適。若有明顯痛感，建議先穿拖鞋或軟底鞋練習，或減少練習時間。由於此種路面對足底有較強的刺激，所以建議每次只進行一至兩組、每組5-10分鐘的練習，中間休息數分鐘。而孕婦及慢性病患者並不適宜在石春路上行走。

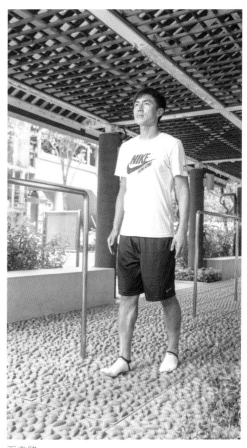

石春路

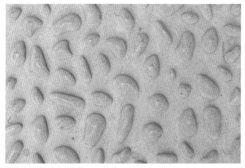

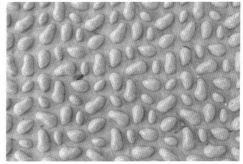

不同密度的石春路

Q 赤腳行及倒後行有益？

赤足走要注意保持足部清潔

　　赤足走路在外國是熱門話題，支持者認為赤腳走路可以加速血液循環，訓練足部小肌肉及本體感覺。反對者則認為走在不潔淨的道路和濕草上，容易感染皮膚病，例如「香港腳」，若不慎踏到銹鐵更會增加感染破傷風的危險。此外，腳掌上有傷口的人士亦要注意有否受到細菌感染。糖尿病患者的腳掌比一般人的觸感較差，容易因為踏上酷熱地面或尖物令足部有破損。筆者認為，偶然到沙灘上作赤足健步行訓練是不錯的選擇，這既可增加訓練的趣味，亦能欣賞大自然的風景，但要謹記訓練後要清潔足部。

倒後行應慎選訓練場地

　　外國研究指出倒後行有效減低膝關節承受的壓力。有學者提出因為對大眾而言，倒後行是新的走路方式，故消耗的卡路里比正常的走路方式多。此外，這種新穎的走路方式可鍛鍊平日較少用到的肌肉，例如背肌、大腿後肌及小腿等，所以這不失為增加訓練趣味的方法。但大家切記，倒後行訓練需要時間適應，耳水不平衡患者或孕婦均不宜進行。此訓練亦有一定程度跌倒的風險，故初學者應在運動場進行，避免於街道或行山時進行。

穿黑色風褸做運動，有助減肥？

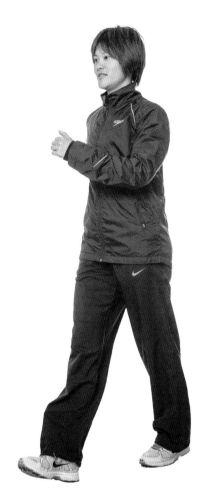

筆者親眼在運動場看過有市民在30度高溫穿着黑色風褸跑步，亦有不少朋友問做運動出汗多是否有助減肥，答案是不會的。運動時排汗目的是把體溫降低以防止身體過熱。排出的汗只會令體重暫時減少，不會消耗額外卡路里。當再次補充水分，體重會重返運動前的水平。

提醒大家，在炎熱天氣下穿黑色風褸可令身體出現過熱，嚴重者會出現熱衰竭或中暑的情況，最終得不償失。最有效的運動減肥方法還是需要在安全的環境下持之以恆，循序漸進增加運動強度和量度，同時控制攝取的熱量。

如何通過步行有效減肥消脂？

如果希望減輕體重，每天大約需要額外消耗約500卡路里。除控制飲食外，需要踏出健康的一步，養成健步行習慣。以一個體重60公斤的成年人來説，每天30分鐘健步行（每小時行5公里的時速）便可消耗100卡路里。隨着訓練，身體的肌肉量會增加，新陳代謝率亦會相應增加。換言之，在靜止休息時，消耗的能量亦會增加。美國有研究指出一班過重的成年人每天健步行30-60分鐘，每星期行走大約4小時可有效地控制體重（大約9磅）。

健步與散步的功效不同？

　　常說健步對身體有益，與散步相比，健步能減低患上高血壓、糖尿病、高膽固醇等風險。這些疾病都是心臟病和中風的成因。經驗豐富的健步人士和運動專家均認為健步能令人更長壽，生活更愉快。不過，要分辨健步和其他步行及跑步運動並不容易。有專家以步行速度劃分，健步的速度為每小時5-6.5公里，即是跑步機的速度5-6.5。有些專家則以相對步速劃分，若慢跑速度是10，健步是同一速度比例的7-8。另一方法是量度身體反應：步速快時，呼吸會比平常急速，仍可說出完整句子，但不能唱歌。健步比散步多花氣力，呼吸較急速，但不至於氣喘或不能說話。不同人對健步有不同說法，總之皆指走起路來呼吸急速，但不至於透不過氣。

　　健步與散步的功效有甚麼不同呢？那就是健步能消脂，這效用對普羅大眾最具吸引力。專家建議日行16,000步，以達消脂效果。健步能促進細胞生長和修復，令人心情舒暢，有助預防情緒病，提升身體抵抗力。再者，健步較有氧運動循環訓練容易，而且不用花錢。

　　步行是負重運動，有助預防骨質疏鬆。不過，負重的關節受壓較多，可能會導致不適，甚至受傷，會於以下的章節詳談。總的來說，健步對健康利多於弊，每天走20-30分鐘，6星期後便能體會箇中益處。

錯誤的健走步姿會引發大問題？

不少人知道健步對身體有益，卻不知道不當的健走步姿會引起頭痛、顎關節痛、肩膊痛、水泡、抽筋、運動後疼痛等問題，較嚴重的情況甚至須就醫。故此，正確的步姿非常重要。

步行姿勢要點

- 肩膊放鬆，眼望前方5-6米，不要往下望。
- 手臂成90度，雙手輕輕握圈，不要握拳。
- 後腳掌蹬地，前腿向前挪動。很多人都錯誤地先踏出前腿，再蹬後腿，要用到臀肌及腿筋的力量。
- 腳跟先落地，然後重心慢慢移至腳掌，腰部左右擺動配合。

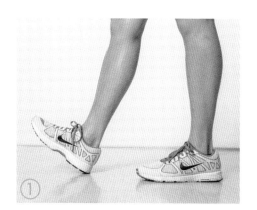

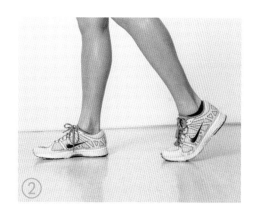

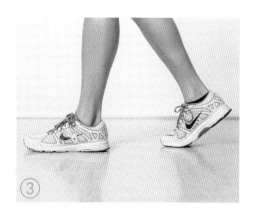

- 擺動雙臂，不越過中間線。
- 手臂擺動不自然，便會走得不夠快。
- 上坡時，身體微微向前傾，背部挺直，步伐較小。下坡時，一樣背部挺直，步伐較小，膝頭彎曲多一點。

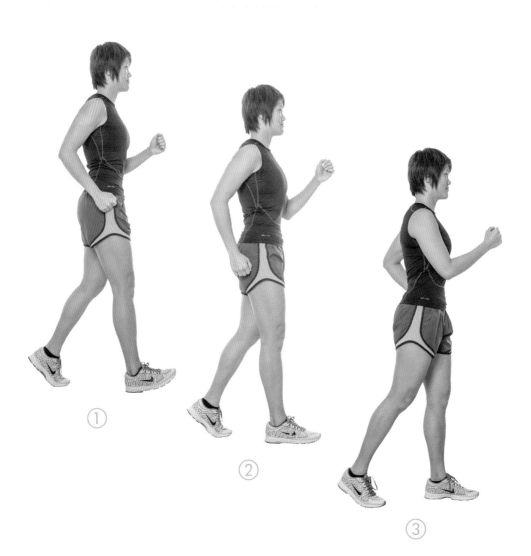

① ② ③

行得多，問題更多？

　　骨科專家指出健步可能引致肌肉骨骼問題，包括扭傷腳踝、髂脛束症候群、足底筋膜炎、膝部受傷、脛前疼痛、嵌生趾甲、跟腱受傷、拇囊腫、滑囊炎、神經瘤、應力性骨折等。以下是幾種常見的健步創傷：

「跑者膝」（髕股關節綜合症）Runner's knee（patella-femoral pain）

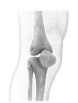

髕股關節發炎通常因跑步、行山、上落樓梯等活動引起，可透過治療及運動訓練加以改善。

髂脛束症候群（Ilio-tibial Band（ITB）syndrome）

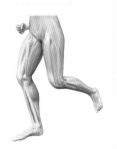

髂脛束有問題的患者通常健走一段時間會感到膝部外側疼痛，特別在上落樓梯時更明顯。建議檢查腳形及鍛鍊臀側肌肉群。

脛前疼痛（小腿前內側壓力症候群）（Medial Tibial Stress Syndrome）

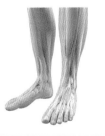

脛骨四周的肌肉輕度撕裂會導致脛前疼痛。出現脛前疼痛，患者應停止運動，多加休息。痛楚減退，便可逐漸恢復運動。如果痛楚持續，有可能是應力性骨折（stress fracture）。

足底筋膜炎（Plantar fasciitis）

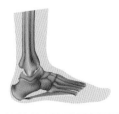

足底筋膜發炎的患者腳底會感到足弓疼痛。早上起床下地或運動初期會覺得特別疼痛。若情況持續，應減少上下坡，穿着支撐力較強的鞋子，並多伸展小腿。

註：以上情況一般可透過選鞋、休息及針對性訓練加以改善，若情況持續即須要盡早諮詢醫生、物理治療師及足部矯形師，找出根源，及早解決。

一般受傷原因

健步受傷的原因分為內在及外在兩大類，所有運動創傷的原因，內在原因比外在原因影響更大。

① 一時間過度運動；

② 過急提升運動量，沒有循序漸進，讓身體有時間適應；

③ 運動強度過於劇烈，如走得太快；

④ 無間斷地訓練，訓練之間沒有足夠休息；

⑤ 腿部不適，特別是足部；

⑥ 步態不正確；

⑦ 熱身運動不足，缺乏柔軟度；

⑧ 下肢肌力不足；

⑨ 以前曾經受傷。

① 穿着不合適的運動鞋；

② 環境因素，如路面的材質和硬度；

③ 天氣因素；

④ 步行路面的改變，包括路面材質、硬度、轉角位等的改變，如由跑步機到行人路。

如何預防健步受傷？

了解受傷的原因，有助預防健步受傷，以下是一些預防措施：

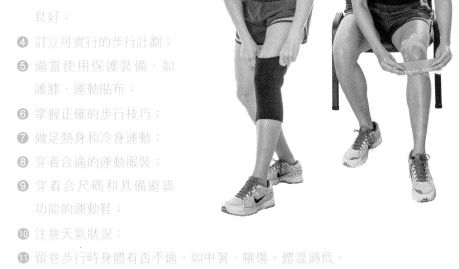

1. 初期的運動量應與日常活動相約；
2. 步行距離和時間應循序漸進，每天不應增加超過10%；
3. 步行時體能和精神狀況良好；
4. 訂立可實行的步行計劃；
5. 適當使用保護裝備，如護膝、運動貼布；
6. 掌握正確的步行技巧；
7. 做足熱身和冷身運動；
8. 穿着合適的運動服裝；
9. 穿着合尺碼和具備避震功能的運動鞋；
10. 注意天氣狀況；
11. 留意步行時身體有否不適，如中暑、曬傷、體溫過低。

一般來説，運動後的症狀，如肌肉變硬、疲勞、痠痛、紅腫等屬正常運動後反應。疼痛程度不超過視覺類比量表〔Visual Analgue Scale（VAS）〕第5級，即如果0分為無痛狀態，10分為能承受最痛的痛楚，5分以下的狀況維持一至兩天是可以接受，並應48小時內減退。

健步時扭傷或抽筋，應如何處理？

扭傷足踝（拗柴）和小腿肌肉抽筋是常見的運動創傷。健步時也有可能發生，以下是扭傷和抽筋的成因和處理方法。

扭傷足踝

内在
成因

① 足部懸空時成內翻形態；
② 足踝曾受傷，踝關節韌帶變得鬆弛；
③ 患有扁平足或高足弓等足部問題；
④ 腿肌肌力弱，特別是腳踝外翻肌；
⑤ 差錯腳。

Inversion 內翻

① 路面凹凸不平；
② 路面有梯級；
③ 路面濕滑；
④ 穿着尺寸或功能不合適的鞋。

外在
成因

針對不同的扭傷狀況，可以採取不同的方法：

急性狀況——即時控制症狀

❶ 排除傷及骨骼的可能；

❷ PRICE 五步處理原則：

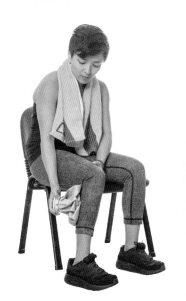

- 保護（Protection）——保護受傷部位，防止進一步傷害。
- 休息（Rest）——停止活動，讓身體康復。
- 冰敷（Ice）——紓緩腫脹和疼痛。
- 壓迫（Compression）——控制損傷部位腫脹，提高額外支援。
- 抬高（Elevation）——防止體液在受傷部位聚集，減輕腫脹。

❸ 使用支架、繃帶、護踝；

❹ 貼紮；

❺ 物理治療。

慢性狀況——預防再次受傷

❶ 糾正不正確的踝關節體位（不要懸空時內翻）；

❷ 伸展內則旁系韌帶（三角韌帶）；

❸ 鍛鍊外轉肌，訓練增強式肌力（plyometric）；

❹ 穿着合適運動鞋，避免穿高跟鞋；

❺ 小心凹凸不平的路面；

❻ 劍擊及所有跳躍運動為高危；

❼ 緊記預防勝於治療。

| 抽筋

由於抽筋會帶來痛楚，短暫影響活動能力，令活動必須停下來。有見及此，以
介紹幾個方法來避免抽筋。

一、運動循序漸進，拾級而上

抽筋主因是肌肉負荷過大，令其能力不勝負荷，所以建議步行時速度應由慢到
快，可由1分鐘60-80步開始，令身體續漸適應，每隔5分鐘可增加步頻10-20步，
而每一次總距離不應多於上一次健步距離的十分之一，即5公里可增加至5.5公里。
增加的距離看似非常微小，對身體來說乃是一個安全區域內增長。

二、事前準備

事前準備指運動前必須有足夠流動的養分，包括水及糖分，供給身體作持續步
行之用，避免身體在活動時透支，令肌肉及身體各部分過早疲憊，所以俗語說「飯後
百步走，長命九十九」，吃過飯一段時間後確實是健步的好時機。

三、休息緩衝

除了循序漸進外，間中提供休息予以心肺及肌肉緩衝，避免長期處於興奮狀態，
亦有效避免發生抽筋，建議約每半小時可小休3-5分鐘，同時補充水分及作輕鬆伸
展，可令身體保持較佳狀態，以應付持續步行。

若真的遇上抽筋，以下三個方法可作參考，幫助舒緩：

一、放鬆休息

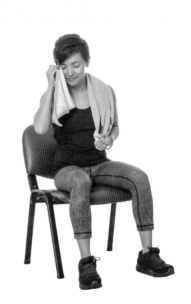

抽筋時，肌肉處於不正常收縮狀態，神經緊張，因為正常情況下，抽筋會於半分鐘左右平復下來，當下最須要放鬆心情，有助停止抽筋。

二、平穩後作伸展

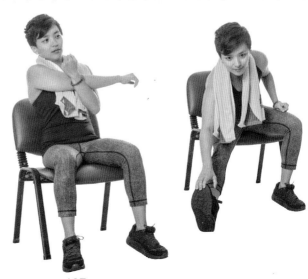

伸展動作有助促進肌肉血液循環，傳送養分到肌肉，但要注意肌肉抽筋後，柔韌性隨即大減，所以注意伸展動作不要過大，點到即止。如需要別人幫助，更要注意力度。

三、補充養分

補充養分可有助避免肌肉抽筋，而萬一抽筋後亦應補充水分、鹽（鈉）及糖分，減低再一次抽筋的可能。

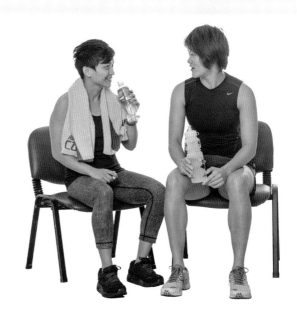

四、暖水泡腳

除以上三個方法外，回家可用暖水泡腳10-15分鐘，令繃緊的肌肉得以放鬆，並加上重複的伸展練習，令肌肉從拾彈性。

Lesson 6

如何利用健步運動
達到復康及保健效果？

腦退化症患者怎麼做？

　　腦退化症患者的步行練習或會令人聯想到腦退化症的遊走行為。患者遊走可能令人（特別是照顧者）不勝煩惱，為甚麼還要另外為他們安排步行練習？這是因為運動有助增強腦部的神經功能及減緩記憶衰退。人到晚年，腦部海馬體或會萎縮，引起記憶衰退。一般而言，這種衰退無法逆轉，但有研究顯示，帶氧運動能增加前海馬體的體積，這能改善長者的空間記憶。另外一項研究顯示，對有較大認知障礙風險的長者而言，定期運動，尤其是結合認知與動作協調的運動例如太極，或能降低他們患上腦退化症的風險。故此，定期適當的運動，對腦退化症患者確實大有裨益。

　　現時，面對步履不穩、漫無目的地遊走的長者，不少照顧者都選擇限制他們的活動：但是身體約束往往會弄巧反拙，既使患者情緒及行為更激動，亦令他們行動能力變差且更容易受傷。反之，陪伴患者步行能同時刺激身體機能及社交反應，有助處理遊走行為，並提升患者的健康水平。為步行加添一層意義，有可能讓常見的腦退化症行為症狀，轉變為有益身心的恆常運動。

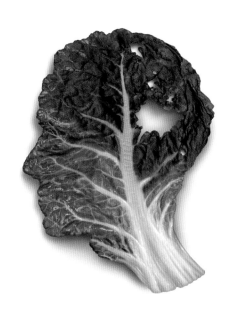

▌腦退化患者步行的好處

一、減少遊走行為

步行較其他運動輕鬆，深受長者歡迎，而且可以幫助處理遊走行為。研究顯示步行以及其他運動有效消耗腦退化症患者的體力，令他們晚上有更好的睡眠質素，減少他們的滋擾行為。有院舍曾訓練義工陪伴患者進行步行練習，並指出員工因而得以舒緩精神壓力。對於患者來説，步行亦是一項輕鬆有趣，兼且保持身心狀態良好的活動。

二、降低跌倒風險

腦退化症患者跌倒的風險比健康的長者高，因此改善患者的行動能力，對安全尤其重要。步行涉及不同肌肉的協調，對伸展力有幫助，亦能夠改善整體平衡力及肌耐力，降低長者跌倒的風險。持續的步行練習有效改善腦退化症患者的步速和步幅，並延長他們能夠持續步行的時間。這不僅讓長者有更好的生活質素，亦讓照顧者的日常護理工作更為輕鬆。

三、保持認知能力

過去的研究顯示運動增大腦部海馬體的體積，而且對記憶力有幫助。醫學界對運動如何影響認知力有不同理解，有指運動幫助吸收，令腦神經獲得更多養分，因而改善認知力；亦有指運動直接刺激腦細胞，令大腦更活躍。有研究指出，初到中期的腦退化症患者能夠從步行、伸展及平衡訓練中提升對時空的認知，而步行還能夠維持整體認知能力。

腦退化症患者步行注意事項

以下是幾個與腦退化症患者進行步行練習時可以留意的事項：

一、長者每次步行的時間不需要很長，步行時可以按照長者的意願而決定步速。與其他運動一樣，步行訓練需要持之以恆，研究顯示，腦退化症患者需要至少連續15星期進行步行練習以達致健康效果。一份報告則分析了30項研究，得出運動有助腦退化症患者身心健康的結論；而這些研究的運動介入平均是23星期，每星期3-4節，每節45分鐘。

二、戶外步行有助患者調節生理時鐘，減低晚間行為，並改善睡眠質素。有研究亦顯示，結合步行與光線治療有助患者改善睡眠質素，但有關活動需要照顧者配合及幫助患者建立持之以恆的習慣。

三、與長者傾談可以令長者更有動力，但腦退化症患者受認知能力限制，難以同時處理多項資訊，因而陪伴患者步行時，亦需多加留意，避免長者分心而跌倒。

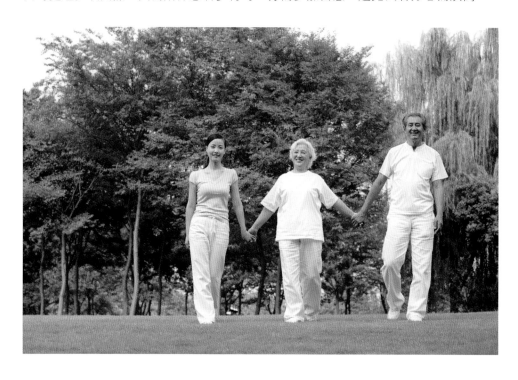

骨質疏鬆人士怎麼做？

　　骨質疏鬆是常見病症，隨着社會人口老化，骨質疏鬆症的發病率更有上升趨勢。大家有沒有想過，「運動」是治療骨質疏鬆、減低骨折機率的最好方法？

　　研究表示，對於已經有骨質疏鬆的患者，適當並持之以恆的運動是預防骨質疏鬆的最好方法，特別是負重運動，可以減少骨質流失，從而減慢骨質疏鬆症的發展。成人每週應該進行不少於兩個半小時的運動，其中負重運動（即雙腳承受身體重量下所做的運動）、阻力運動和柔韌性訓練對預防和減輕骨質疏鬆症有非常好的效果。

　　健步行是易於進行的活動，並不需要特別的場地或裝備，步行時可以欣賞優美的風景，呼吸新鮮空氣，甚至不必運動至滿身大汗就可滿足每天的運動量。若我們選擇與朋友一起進行健步行，更能一邊運動一邊暢談小聚。要特別注意的是，只有負重運動（如健步行）對增加骨密度才有幫助。游泳或騎單車等運動雖然能訓練身體機能，但由於不屬於負重運動（雙腳在運動時並沒有承受身體重量），因而對增加骨密度幫助不大。

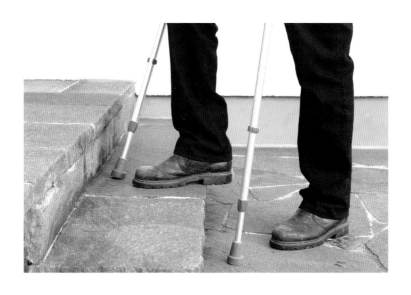

113

進行健步時，不但能鍛鍊肌肉和心肺功能，增加身體柔韌性，訓練平衡能力，更能維持，甚至增加骨密度，而骨密度是醫生評定骨質疏鬆程度的關鍵。研究顯示，就算每週只行走3-5公里（等於運動場跑道7-12圈），都有助於增加或維持骨密度，而除了用距離來計算步行的運動量，我們還可以利用步行的時間（如每次步行30分鐘）及計步器來計算運動量（建議每天步行8000至10000步）。

雖然健步行不是劇烈運動，但建議在開始運動前做好熱身，步行的速度可以逐漸加快，根據自己的具體情況安排時間及運動量，基本上隨時都可以進行健步行，但睡前兩小時不建議進行大量運動。

對於長者來說，要特別注意路面安全，選擇適合的步行鞋，防止摔倒（如下雨和路面潮濕時注意路滑）。上下樓梯的步行運動，對膝關節將造成較大負荷，因此不建議大量進行。對於患有高血壓或心臟疾患的長者，步行活動量最好詢問醫生的意見。

每天進行健步行運動，有效增加或維持骨密度，無需特別場地和裝備，零花費，也沒有副作用，只要邁步走，就可得到治療骨質疏鬆的良藥，為什麼不？

低血壓人士怎麼做?

銀髮族指65歲以上的人士,在香港2012年人數已超過一百萬,佔整體人口超過14%,預計在未來20年會顯著增加。

低血壓定義為上壓低於90mmHg。長者的低血壓通常與隱性心血管疾病或神經疾病有關,亦可能由藥物治療的副作用引起。

低血壓的類別

❶ 體位低血壓:與突然改變姿勢有關,如起床時猛然站起身,蹲下時突然站立。血液一下子集中在下肢,血壓下降,導致頭暈、跌倒和休克。最少30%的長者受低血壓影響。造成低血壓有很多成因,如脫水、使用利尿劑、患有柏金遜症和中樞神經系統疾病等。

❷ 餐後低血壓:餐後消化時大量血液流到腸道,減少流到大腦的血液,導致低血壓和頭暈。

中等強度的運動有助改善健康。健步可鍛鍊下肢肌肉,促進血液循環,對低血壓人士有益。進食後健步有助改善餐後低血壓。以下為低血壓人士步行時應注意的事項:

❶ 低血壓人士可能患有隱性疾病,應向醫生查詢治療方法和適合的運動;

❷ 運動前要喝足夠的水以防脫水;

❸ 應以較慢的速度開始運動,心跳率不應超過最高心跳的70%;

❹ 運動時可穿彈性襪。

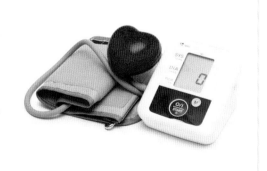

高血壓人士怎麼做？

　　高血壓常被稱為隱形殺手，因為一般沒有明顯病徵，患者自己也不易察覺自己患有這疾病。高血壓患者的心臟輸血能力會逐漸減弱，引致心臟肥大，增加心臟病發、中風、腎衰竭、動脈硬化等疾病的風險。高血壓是全球主要的死亡原因之一。

　　患有高血壓的人士應向醫生諮詢控制血壓的方法。均衡飲食、減重、經常運動、減少攝取鹽分（鈉）和遵從服藥指示等，均有效降低血壓。

　　血壓是心臟輸出血液到動脈時所產生的壓力。收縮壓（上壓）是心臟收縮泵出血液時動脈血管內的壓力；舒張壓（下壓）是心臟放鬆時的壓力。健康成年人的血壓為140/90mmHg，而老年人的正常血壓為150/90mmHg。

　　恆常健步可促進下肢血液循環，放鬆腿肌血管，上壓可減少3-5mmHg，下壓可減少2mmHg。中度運動如健步可以改善健康，延長壽命七年。定期做時間較短的運動比不定期做大量運動有益。有研究顯示每週少量運動有助降低血壓，改善體格。一星期步行3次，每次30分鐘（或一天分3次，每次10分鐘），足以維持血管健康，保持腰部和臀部線條。

　　最近有關長者高血壓的研究顯示，有運動習慣的七十歲以上人士死亡率較沒有運動習慣的低。有定時運動的長者，有氧功能中等和較高的組別比有氧功能較低的組別死亡率分別低15%和37%。顯示運動耐力的代謝當量〔Metabolic Equivalent（MET）〕每上升一個單位，全死因死亡率下降8%。

　　總而言之，健步對患有高血壓的長者有益，做運動有心未怕遲！

糖尿病患者怎麼做？

對糖尿病患者來說，運動不但可強身健體，適當及持之以恆的運動，更可幫助控制血糖，減低發生併發症及患上心血系統疾病的風險，這亦是糖尿病主要的治療方法之一。

步行運動的益處

運動對糖尿病患者的益處可分為三方面：

一、有助控制糖尿病及有關高危疾病

運動改善二型糖尿病患者細胞對胰島素的敏感度，促使葡萄糖進入肌肉細胞，減低血糖水平，從而改善血糖控制。運動對一型糖尿病患者整體血糖控制則沒有明顯幫助。對所有糖尿病患者而言，運動能增加好膽固醇（HDL）的水平，降低壞膽固醇（LDL）及三酸甘油脂的濃度，延緩各種心血管併發症的發生。恆常運動使血管擴張，減少血流阻力，減低患上高血壓及冠狀動脈疾病的風險。

二、控制體重

運動增加身體組織對熱量的運用，促進新陳代謝。持久有效的運動再配合飲食控制，可減少體內脂肪積聚，控制及保持正常體重。

三、促進身心健康

運動供應身體組織更多氧氣，增強心肺功能。恆常運動能改善體能，增強肌肉的力量及耐力。此外，運動令關節更靈活，減少受傷的風險。適當運動也能紓緩壓力，放鬆身心，幫助睡眠。運動促使建立新的興趣，幫助保持樂觀態度面對人生。

糖尿病患者如何選擇運動

　　長期而有規律地做全身運動，對控制糖尿病有很大幫助。一般推薦為每星期運動至少三次，每次相隔不要多於一天，每星期至少共150分鐘。

　　大多數糖尿病患者都適合做低中強度運動，但高強度運動量或哪一種運動較為適合則要請教醫護人員的專業意見，以策安全。

　　以下是一些可選擇的運動項目建議：

中年人或老年人
宜步行、緩步跑、游泳、踏單車、舞蹈、太極拳。

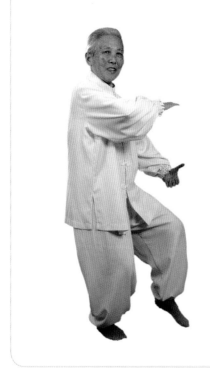

年青人、中年人或較活躍人士
除左邊提及的運動外，可作較劇烈的運動，如各式球類活動等。

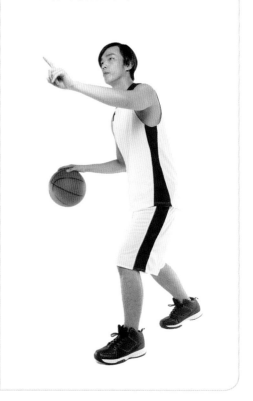

每節運動理想過程如下：

一、熱身運動（warm up exercise）

可進行5至10分鐘低強度（low intensity）運動，如步行、伸展運動（拉筋）等，慢慢增加心跳率及血液循環至有關肌肉，預防筋骨受傷及抽筋。

二、帶氧運動（aerobic exercise）

如：快步走路、慢跑、上樓梯、太極拳、打球、游泳等。可強化心臟及肺部功能，增加熱量消耗，降低血糖；若持續進行20分鐘以上，可有效燃燒脂肪。

如何測試你的理想運動程度？

進行帶氧運動時，心跳率會上升，若可達至 50% - 70% 的最大心跳率（中強度運動）最為理想，可依下列方法計算出運動目標心率：

先找出

a. 基礎心率 = 早上起床前的心跳率 = _____ 次 / 每分鐘

b. 最大心率 = 220 − 你的年齡 = _____ 次 / 每分鐘

運動目標心跳率（50%至70%）：

心跳可升至 =（b - a）× 50% + a = _____ 次 / 每分鐘

心跳率上限 =（b - a）× 70% + a = _____ 次 / 每分鐘

運動量	最大心跳的百分率	應用
低強度－輕微	35 - 54%	適合初學者
中強度－普通	55 - 69%	建議的理想運動量
高強度－劇烈	> 70%	請先諮詢醫護人員

三、緩和運動（cool down exercise）

如：步行，伸展運動。在主要運動完成後進行5至10分鐘，有助心跳回復正常，鬆弛肌肉及減低運動後所引起的肌肉酸痛現象。

至於阻力鍛鍊（resistance training），屬無氧運動（anaerobic exercise），如負重運動、掌上壓、器械訓練等，一星期至少兩次，可鍛鍊及強化肌肉，對血糖的控制也有明顯幫助。但糖尿病患者應先諮詢醫護人員關於您的病情是否適宜後，才可選擇。

此外，若已出現以下身體情況，也應先與醫護人員商量及檢查後，才開始進行運動：如視網膜病變、神經病變、腎衰竭、高血壓、心臟病及曾接受器官移植。

不少病人在選擇運動時很著意哪種運動較為有效，但其實更重要的是要有足夠的運動量並持之以恆。那麼什麼才算足夠的運動量呢？除了以上指引外，在運動期間要出現心跳、出汗和疲勞等現象才算足夠。為了能持之以恆，最好選擇自己喜愛的運動項目，令其成為日常生活的一部份。

▍運動時要注意的事項

一、運動前的預備

後期或嚴重糖尿病患者選擇運動項目前，應先諮詢醫護人員，有需要時作身體評估後，才定出合適的運動。運動前後，多作自我監察，認識血糖水平的變化，尤其在調整藥物、胰島素或餐單份量期間，更為注意。不要在涉及主要運動的部位注射胰島素，例如跑步前不要注射胰島素於大腿。注射胰島素或服用磺脲類口服降糖藥的患者，如運動前血糖少於5.5mmol/L，可於運動前進食額外的食物，以防低血糖發生。若血糖在高水平（高於16mmol/L或已出現尿酮/血酮），反映身體缺乏胰島素，如單靠運動，尤其劇烈運動來降低血糖，反會刺激身體產生更多糖分，令血糖繼續上升，使病情惡化，更甚者還會引致酮酸中毒症。

二、運動的時間

若選擇在清晨早餐前運動，建議做一般體操或中強度的運動，長時間及劇烈運動不應在空腹情況下進行。此外，空腹運動前不要服用降血糖藥或注射胰島素，以免引發低血糖症。避免在高溫、極寒冷或煙霧過多的環境下運動。

三、當進行運動時

要慢慢增加強度及時間，避免進行變速的運動。運動時，呼吸要均勻，深吸並全部呼出，不要閉氣；若有胸悶、心悸、頭暈等不正常現象時，應立即停止運動，並找醫生診治。當進行中或高強度的運動時，應每30分鐘額外進食10-15克醣質食物（如兩片梳打餅），以作補充。帶備足夠飲料，尤其出汗多的運動，確保在運動前、其間及完成後有充足的水分補充流失的汗水。隨身攜帶糖果、果汁及餅乾，以便低血糖時，可立即補充糖分。應隨身攜帶糖尿病卡，盡量在有人陪伴下運動，還要教曉同伴有關低血糖的處理方法。運動時要穿著合適的輕便衣服、運動鞋及必須穿襪，以防足部受傷。

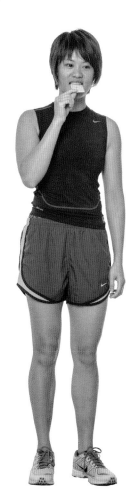

運動後吃蘇打餅

四、運動完成後

要經常檢查雙足，察看有否出現水泡或損傷。長時間或劇烈運動後，血糖水平可以持續下降達幾小時至30小時之久，緊密地監察血糖及進食額外的小食，可預防血糖過低。如果長期改變運動量，糖尿病的治療方法可能要作相應的改變，而注射胰島素的糖尿病患者更要注意。而長期沒做運動的，並不適合一下子做過分劇烈的運動，故做運動前應諮詢醫護人員的意見。

心臟病患者怎麼做？

　　冠心病因膽固醇積聚在心臟血管，令血管堵塞而心臟缺血造成。心臟血管為心臟提供血液和氧氣，血管堵塞會減慢供血和供氧，科學研究證明定期做適量的有氧運動有效減低患上冠心病的風險。冠心病患者做運動時，應注意一些運動安全守則。

　　缺乏運動或靜態的生活方式是心臟病主要成因之一，其他成因包括高血壓、高膽固醇、吸煙和體重過高，有些成因可以改善，而定期運動可減低這些成因導致冠心病的風險，例如：

高血壓

定期做帶氧運動可減低上壓5-10mmHg，而心臟病發的風險會下降10-20%。

高膽固醇

有運動習慣的人士可減低壞膽固醇（低密度脂蛋白膽固醇 LDL）水平，並提升好膽固醇（高密度脂蛋白膽固醇 HDL）水平。

吸煙

吸煙人士戒煙或減少吸煙，能改善體格。

糖尿病

定期做帶氧運動可降低血糖水平，減低出現糖尿病併發症的風險。

肥胖

定期運動有助減輕體重約5%，降低血壓、膽固醇和血糖。

　　美國心臟協會（AHA）和美國運動醫學院（ACSM）建議每星期最少運動4-5次，每次30-60分鐘，有助減低冠心病患者心臟病發率和死亡率，運動時間可每10-15分鐘累積，一天做3次10分鐘運動，或2次15分鐘運動。另外，運動不需要非常劇烈才有效控制冠心病。過度運動對患有隱性心臟病的人士有危險，90分鐘的中等強度運動最為有益。

　　一星期五天，每天健步30-90分鐘，是有效而安全的中等強度運動，能改善健康，提升體能，減少患上心臟病和猝死的風險。

情緒病人士怎麼做？

在《腦退化症患者怎麼做？》一章已談及過運動對認知功能的幫助，這裏集中討論運動可怎樣對情緒和睡眠產生有益的影響。

相信很多讀者都聽聞過，運動可以使大腦釋放出更多「安多酚」，即「內啡肽」（endorphin），俗稱「快樂荷爾蒙」。做運動時和做運動之後，安多酚可以減少身體痛楚和帶來愉悅感覺。有人便推論，安多酚是構成跑步愛好者對運動上癮的原因。其實，至今醫學上還未能確實安多酚能否恆久地提升情緒，從而對醫治或是預防抑鬱症有幫助。反而，近年在動物身上的研究，卻顯示肌肉在鍛鍊後，所產生出來的生物變化，能清除體內雜質，從而保護大腦免受精神壓力破壞。運動究竟透過什麼身體變化來保持我們情緒穩定，在醫學上還是一個謎。不過，以下我卻想以過往醫學研究來引證，運動確實能幫助減低患情緒病的風險。

運動頻繁的人士患抑鬱症風險較低

這三十多年來，從多個流行醫學普查研究得到一個結論：多身體活動的人，患上情緒抑鬱的比率，比較那些經常久坐而不做運動的人士明顯少。可是，這些研究不能分辨出兩者的「因果關係」，即是說，不知是否有抑鬱問題的人士，因為沒有心情而不多願意做運動，還是不多運動引致抑鬱情緒，這個疑問終於在最近的一個大型「群組跟蹤研究」中解答了。研究員在英國以一萬一千多人作為研究對象，從1958年他們出生開始跟進到五十歲，發現出他們的抑鬱徵狀與身體活動程度有雙向關係，而且計算出只要每星期有3次運動，便能減低抑鬱症的風險達19%。

過往也有不少以抑鬱症病人為對象的研究，以前瞻性觀察和有對比組群作比較。參與的病人被隨機分成兩組，比較有運動與沒有運動的治療介入後，對他們抑鬱症病程的分別。很多研究結果都顯示，運動有增強情緒復原的功效，可是大多數的研究，參與人數不多，以致得出來的證據不算很有說服力。幸好2013年的考科藍回顧系統評價（Cochrane Review），綜合了以往35個相關研究中1300多人的數據，發現運動真的能夠在抑鬱症的病人身上發揮作用。

運動有助提升睡眠質量

在這裏我也想提一提睡眠對精神健康的重要，並且談談運動與睡眠的關係。這似乎是眾所皆知的道理，但是，現時醫學上還需要更多數據去詳細了解。

根據2007年的一個電話調查，約有40%香港市民有失眠問題，而他們大多數也同時有其他身體和精神的毛病。2012年英國的一個大型睡眠普查發現，睡眠有問題的人士比起沒有問題的，多7倍機會更容易感覺無助，或5倍機會更容易感到孤單，或兩倍機會更容易情緒低落。而在早期單單只有失眠問題的患者，後來演變成抑鬱症的風險，是正常人的兩倍。

想可以經常甜甜入睡，每朝起床時又感覺到精神飽滿，讀者便要加緊運動，因為運動對睡眠有以下的幫助：

主觀睡眠質素提升	睡眠時間增長
入睡時間較快	增加「深層睡眠」階段
縮短「發夢期睡眠」，即「快速眼球期」（REM Sleep）階段	

　　不過，我要提醒讀者，無論是對情緒或睡眠的幫助，要達到良好效果，不是靠短短幾天或幾星期的運動，而是幾個月的恆久鍛鍊，才可以看到成效。當然，這個回報必然值得。

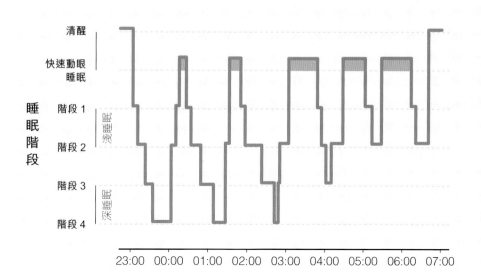

呼吸道疾病患者怎麼做？

對於有長期呼吸道疾病的患者，運動復康及保健是一項重要的治療，其重要性不亞於藥物治療。

2013年美國胸科學會（American Thoracic Society）和歐洲呼吸學會（European Respiratory Society）為胸肺康復作出了新定義：胸肺康復是為有胸肺疾病的患者而設的綜合計劃，醫護人員會為患者作出深入的評估，以制定適合患者的一套個人化治療計劃，療法包括但不限於運動培訓、有關胸肺疾病的知識教育和怎樣為處理疾病帶出的問題作適當的行為改變，旨在提升患有慢性胸肺疾病病人身體和心理狀況，以促進患者長期堅持對健康有益的行為。

步行對長期呼吸道疾病患者是十分合適的運動，參與運動復康的病人可跟隨物理治療師和職業治療師的指示，作不同程度的健步行運動，由短距離慢步至長距離跑步。治療師會視乎病人的身體情況，如脈搏的快慢、血液的含氧度、有沒有關節和心臟問題等為病人作出運動的建議，包括運動的強度、持續時間和每週次數等。除了下肢的肌肉訓練外，上肢的肌肉訓練也十分重要。適合的運動可以幫助病人提升自理能力。有些病人進行復康運動時，可能須要用氧氣來維持血液含氧度和舒緩氣促的情況。

對於**慢性阻塞性肺病**的患者，運動復康及保健可使改善他們呼吸急促的情況，改善生活質素，增添活力和自我控制疾病的能力，更可減低因慢性阻塞性肺病的急性發作率和入院率。慢性阻塞性肺病的患者運動時可能會較容易感到氣促和體力不支，使用醫生處方的藥物，包括舒張氣管的藥，可以使患者從復康運動中得到更多益處，訓練效果亦更顯著。慢性阻塞性肺病患者如還有吸煙習慣，必須立心戒掉，才可減慢肺功能減退的速度。

對於**哮喘病**患者來説，運動有助保持心肺功能，如運動時覺得呼吸不暢順、有咳或喘鳴，可能是因哮喘病未受控制，患者應和醫生商討治療方法，如使用抗炎的藥物來控制氣管發炎。哮喘如控制得宜，患者運動時應沒有症狀，有些運動員也患有哮喘，只要好好使用藥物和對環境因素作出改善，如遠離二手煙和過敏源，都可參加競技性的體育項目。

慢性阻塞性肺病和**哮喘病**的患者要注意在急性發作時，多作休息，當病情好轉，和醫生商量後可以作運動復康，運動復康宜按步就班，治療師可為患者按病情作出適當的運動安排。慢性阻塞性肺病急性發作後的早期復康，更可加快病人回復發作前的狀態。呼吸道疾病的患者在空氣污染水平高的日子也不宜在戶外運動。

對於**長期呼吸道疾病**的患者來説，運動復康及保健是非常重要的治療，運動復康可幫助減低症狀，改善患者生活質素。

關節炎患者怎麼做？

　　退化性膝關節炎是由於膝關節軟骨退化所致，可令患者的膝關節產生紅腫、疼痛等症狀，因此膝關節炎的患者大多數不願意活動。既然患者的膝關節不適，那運動如何幫助患者緩解病情呢？

　　事實上，當一個人運動量減少，脂肪容易積聚，體重容易增加，而增加的體重會對膝關節造成更大的負擔。另外，由於肌肉得不到強化，平衡能力受損，膝關節的穩定性下降，也對原有的膝關節炎造成負面影響。因此，即使是退化性膝關節炎的患者，在病情穩定的階段，也需要適當的運動。

　　建議退化性膝關節炎的患者，在膝關節炎穩定期（如膝關節沒有明顯紅腫時），適量做一些非負重運動（即運動時雙腳沒有承受體重），來強化關節的穩定性，控制體重。要特別提到的是，負重運動（即運動時雙腳承受體重）對膝關節造成負擔，患者要避免長時間行走、跑步以及頻繁的上下樓梯或抬重物。

　　騎單車、游泳、甚至躺在床上或瑜伽墊上進行抬腿和伸展運動，都屬於非負重運動。在仰臥時進行抬腿或伸展活動（如每日2至3次，每次20至30下），不需要花費，又可以隨時在家中進行，是容易執行的運動處方。雖然騎單車和游泳均需要特殊的場地和裝備，但這兩項運動能使身體各個部分都得到適當的鍛鍊，每週2至3次，每次大約30分鐘單車或游泳運動即可達到運動效果，與友人一起騎車和游泳更是愉快的經歷。

　　這些非負重運動，既不會對膝關節造成負擔，更可以達到減重、增加膝關節穩定性、鍛鍊肌肉及心肺功能的效果，對控制退化性膝關節炎的發展有莫大的好處。如同任何一種運動，進行這些運動前都須要進行充分的熱身，注意環境安全。對於有長期病患的長者來說，最好諮詢醫生，以制定最適合自己的運動計劃。

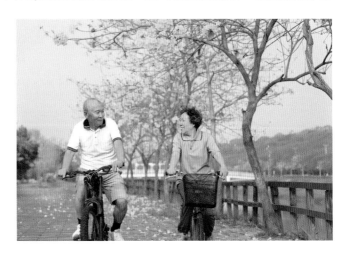

肥胖兒童怎麼做？

在本港，由於學習競爭激烈，同學往往會把大部分時間花在學習上，普遍缺乏體力活動。加上現今社會飲食習慣的轉變，人們日常膳食中的脂肪比例亦相對提高，肥胖症在兒童及青少年中的比率日漸上升。據統計，目前香港大約每5名青少年中便有1名屬體重超標或肥胖。肥胖症為香港兒童、青少年最常見的慢性疾病。

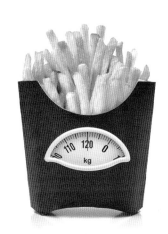

肥胖症患者體內儲存過多的脂肪，久而久之會引起一連串對身體的影響，長遠來說更會對健康構成損害。很多研究證實，兒童肥胖症與心血管疾病致危因素（例如高血壓、高血脂）有莫大的關連。我們的研究也證明肥胖兒童的血管內皮彈性功能明顯變差，增加了日後患上心血管疾病的危險。肥胖兒童患上糖尿病、睡眠窒息症、脂肪肝的情況並不罕見。由於身體過重，肥胖症也可導致骨骼系統方面的毛病，例如腰背痛、膝蓋痛、骨關節炎等。肥胖兒童當中不少也存在自信心不足、自我形象低下的情況，影響社交生活和人際關係。

步行運動適合肥胖兒童

肥胖症的治療，由於很大程度上依靠患者本身行為的改變（包括健康飲食和運動介入），絕對不是一件簡單的事。越來越多的科學研究證明，運動對一般群眾、病患康復者、以至慢性疾病患者，無論在身體機能、免疫力、情緒管理、甚至病情的控制也有幫助。可是，對一個平日甚少做運動的人來說，要保持恆常運動，並要有效達到運動效果，除了要有很大的決心以外，適當的運動方案也很重要的。

概括來説，人體由脂肪和無脂肪組織（包括肌肉和骨骼）組成。當肥胖症發生時，身體內脂肪組織的比例相對增高，而無脂肪組織的比例相對減少。故此，肥胖兒童即使從事一般的體力活動，也會較正常體重的兒童更易感到氣促，關節不適等，這也是他們不願進行太多體力活動的原因之一。步行對於肥胖兒童來説，可以説是一種非常合適的活動，作為他們的運動方案的一個基本原素，尤其是在運動計劃開始的時候。

筆者曾經嘗試要求肥胖症青少年進行一個運動方案，學員每星期進行六天步行活動，每次步行持續時間為30分鐘，並佩戴心跳監察手錶（目前在市面上也很容易找到，價錢視乎手錶功能的多寡而不同），過程中盡量保持個人的心跳率達個人最大運動心跳率（可以用「220減去年齡」作粗略計算）的70-80%左右；除了步行活動，還附以簡單的家居肌肉鍛鍊。經過一個月後，學員也覺得身體機能好像更靈活，精神也比以前好，學習也更加積極，他們更願意繼續堅持運動訓練，訓練的強度和內容能漸漸調整和增加。從學員的分享，知道以步行作為運動計劃的開始，對他們來説是容易接受和實行的。

近年外國的一些研究，也有把健步行計劃在學校推行。研究結果也很近似，證明步行能有效改善學生心血管疾病致危因素。如能組成健步行小組，一起進行健步運動，彼此鼓勵，相信對培養和堅持運動的習慣會有幫助。

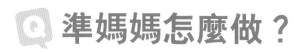 # 準媽媽怎麼做？

　　從懷孕的第一天開始，隨著小生命在腹中孕育成長，準媽媽心中那份喜悅實難以形容。為了讓胎兒能健康成長，孕婦除了正確的飲食外，適度的運動也很重要。孕婦適合從事的運動有許多種，其中「健步」可說是孕婦最適宜的運動方式，不但隨時隨地可以進行，也可以結合日常生活各項活動進行。

　　以下將會分享準媽媽如何擬定一個適當的走路計劃，迎接健康寶寶到來。

健步運動有益孕婦健康

　　美國婦產科學院（American College of Obstetrics and Gynecology）所提出的妊娠期間運動準則中建議孕婦每星期應有3-5次至少30分鐘的適度運動，如懷孕前已有運動習慣，中高強度運動亦屬安全範圍。十年前早已有研究顯示，婦女在懷孕期間運動，一般來說，其胎兒要比孕期不運動者輕240公克，然而此體重差異主要在脂肪上，然而全部胎兒體重仍在正常值內。

　　後續研究也發現，孩子五歲時，懷孕時運動的媽媽生下的小孩，比不運動的媽媽生下的小孩苗條，但兩者體重仍在正常範圍內。再者，媽媽在懷孕期間運動，小朋友在智力與語言技巧測驗的成績表現都比較好，雖然實際理論還未知曉，但顯然產前運動對胎兒成長有一定幫助。

　　懷孕期間可以進行的運動包括瑜珈、游泳、騎腳踏車、產前有氧運動以及健步，至於滑雪、騎馬、潛水和仰臥起坐等運動則不適合孕婦參加。在各項運動中，健步可說是最為和緩的運動，一般而言很少會造成運動傷害，而且由於走路隨時隨地都能進行，又能與日常生活結合，因此成了最適合孕婦的運動。

　　健步除了可以增加孕婦的心肺功能外，也有助減輕懷孕初期引起的各種不適。此外，走路可以增強肌肉力量及身體柔軟度，並可幫助孕婦維持適當的體重，防止嬰兒過大，讓生產更順利，而懷孕婦女多運動也會提高生產時對疼痛的忍耐力。至於本身有氣喘的孕婦，和緩的走路運動也有助於改善身體狀況，讓懷孕過程更舒服。研究指出，走路是懷孕期間最適合孕婦從事的有氧運動，走路能夠放鬆心情，增加食慾，提高睡眠品質，消除孕婦經常出現的腰痛、便秘等症狀。

孕婦堅持運動的九個理由

① 增強背、臀、大腿肌肉的力量，促進腸胃蠕動，可減少疲勞、背痛和便祕。

② 增加體力，以應付分娩時所需的體力，根據研究，有運動的婦女其分娩的時間較短。

③ 降低發生妊娠毒血症的風險。

④ 有助維持適當體重，使孕婦不必擔心胎兒過大而剖腹生產。

⑤ 增加在生產時對於疼痛的耐受力，以及進行外陰切開時所造成的撕裂傷口等疼痛的忍耐力。

⑥ 讓自己心情愉快，容光煥發。

⑦ 增加關節潤滑液的分泌，減少關節磨損。

⑧ 減少發生產後憂鬱症的機率。

⑨ 幫助孕婦產後身材恢復得更好，若餵哺母乳，產後減重效果會更好。

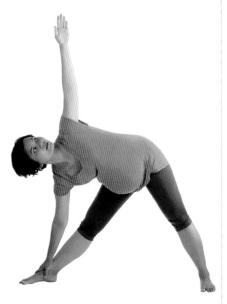

運動對胎兒有害？

以往有些人認為，運動會增加荷爾蒙分泌，可能會導致子宮受刺激而收縮引致早產，但是最近的研究再次證實，運動並不會增加早產的風險，事實上，運動反而會降低早產的機率。

有些人亦認為運動時血液會流向肌肉，可能使流向子宮的血液減少，擔心規律及持續運動會減緩胎兒成長。然而大部份的研究發現，運動對於胎兒出生時的體重沒有影響，研究指出，適度運動事實上可增加胎兒出生時的體重，因為懷孕早期適度運動有助於胎盤發育，胎盤供給胎兒養分與氧分，因此有助胎兒成長。

擬定適當的健步計劃

如果平日喜歡健步，那麼懷孕期間只要略為降低走路運動的強度，就可以繼續輕鬆地享受健步運動。至於平日不太喜歡運動的人也不必擔心，因為不論何時，只要開始走，就能讓身體感受到健步的好處。因此不妨在準備懷孕之前就開始多走路，培養以健步為主的運動方式，同時在日常生活中，盡量以走路代步，使健步成為日常生活的健康習慣。

一個適當的走路計劃包括選擇適當的服裝、鞋子及地點。其次是為自已設定目標，從每天至少走5分鐘，逐步增加到每天至少走30分鐘到1小時，值得注意的是，如果沒有辦法一次走較長的時間，可於不同時段來步行，每次走10-15分鐘，累積下來也可以達到同樣的效果。至於一天走路的總時數可依個人體質而定，準媽媽可與醫生或物理治療師商量後，逐步增加至理想運動量。

懷孕期間由於身體重心改變，因此走路的速度不可過快，一個簡單的測試方法是，當你走路時，可以把一句話完整地説完而不會覺得喘，即表示走路的速度適當，如果會喘，則表示要放慢速度。測量脈博是另一個了解走路速度是否過快的方法，走路時若脈博每分鐘超過140下，或者當你停下腳步休息5分鐘後，脈博每分鐘仍超過100下，即表示該行走的速度太快。

懷孕期走路，是否會影響脊椎的負荷或其他關節的負荷？

其實不管懷孕與否，人體站立本身就會對脊椎造成負荷，而懷孕婦女因為體重增加，自然會增加脊椎負荷，此時孕婦的身體若是往前傾，為了維持身體平衡，脊椎旁的肌肉會往後拉，會造成韌帶、肌肉、關節面和骨盆底的負荷。因此孕婦在走路時，宜放慢腳步以減輕脊椎的負荷，若走累了，想休息時，也盡量坐在有垂直椅背的椅子為宜，減少坐在沙發上。

出現什麼情形，孕婦須要停止步行運動？

擬定走路計劃後，要將運動計劃告知醫生，並與醫生保持密切聯繫，當身體有以下情形出現，必須立刻停止運動，請教婦產科醫生：

- 陰道出血、陰道有不明液體（早產膜裂）；
- 子宮持續收縮（六小時以上，可能是早產的預兆）、無法解釋的腹痛；
- 足踝、手、臉突然水腫、持續嚴重頭痛或視野不清；
- 無法解釋的虛弱和頭暈、呼吸急促、心跳加速和胸痛、血壓持續增高；
- 體重增加不足。

另外，若孕婦有心臟病、糖尿病、高血壓、甲狀腺疾病或肝病、曾經流產、妊娠毒血症、胎盤流血、多胎懷孕、嬰兒成長遲緩等疾病，應該與醫生商量後再決定是否可以運動。

產後何時可以開始運動？

雖然運動有益身心，但由於懷孕後會改變身體的心血管、循環系統，其影響將持續到產後四到六週，因此婦女在產後不需急着運動。此外，人體為了讓生產順利，骨盆、關節會較為鬆動，子宮也尚未恢復，走路過多會導致骨盆底肌肉鬆弛，因此產後坐月子期間應多休息，讓身體逐漸恢復原來的狀況，以免日後出現腰酸背痛。

待身體完全恢復後，即可著手規劃產後的走路計劃。走路一小時大約可以消耗300卡的熱量，同時會增進新陳代謝功能，有助於恢復肌肉力量和彈性，對產後恢復身材有很大幫助。而走路過程可以令心情放鬆，幫助降低患有產後憂鬱症的風險。

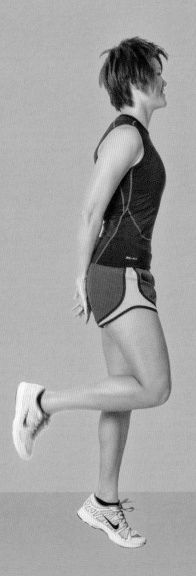

Lesson **7**

香港有哪些
熱門健步路線？

18區熱門健步路徑

為了鼓勵市民多參與「健步行」，康文署在全港18區設立了33條步行徑，鼓勵市民特別是不活躍的在職人士和中年人士，每天恆常進行不少於30分鐘的健步行活動，踏出健康人生的第一步。

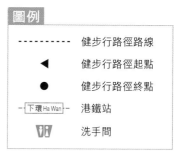

圖例

- - - - - - - -	健步行路徑路線
◀	健步行路徑起點
●	健步行路徑終點
下環 Ha Wan	港鐵站
🚻	洗手間

南區 鴨脷洲風之塔公園

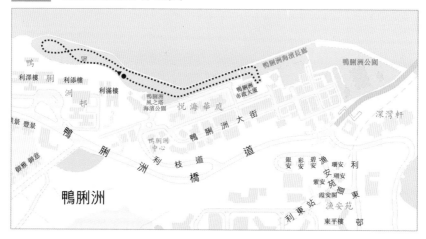

中西區 中山紀念公園至中環7號碼頭

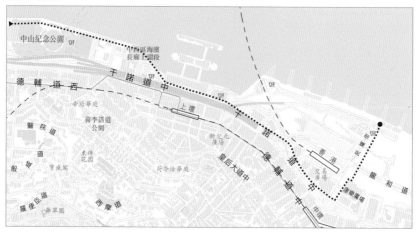

中西區 香港公園

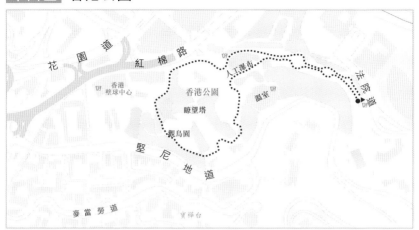

灣仔區 灣仔公園

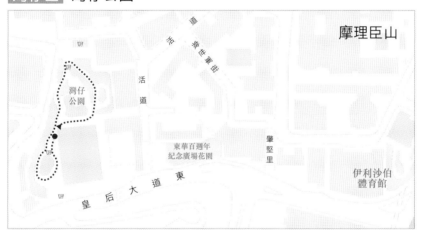

灣仔區 寶雲道

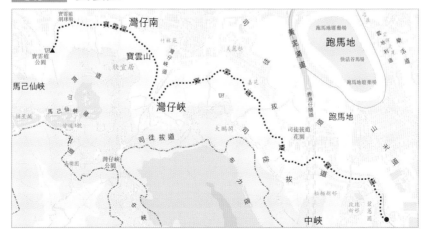

東區 鰂魚涌公園

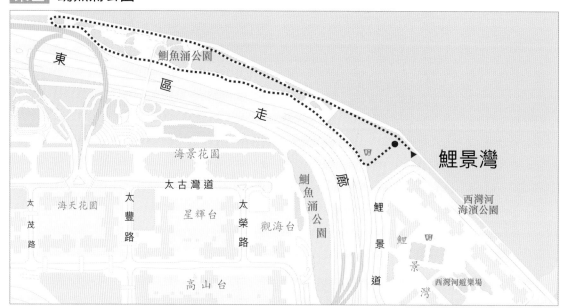

深水埗區 荔枝角公園

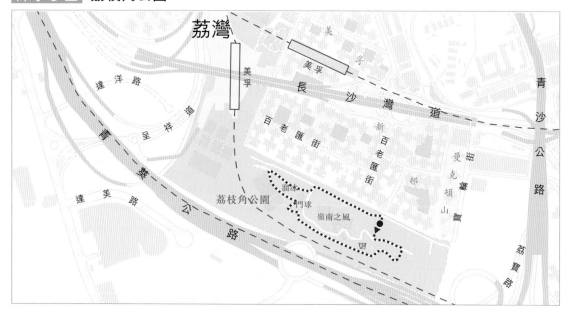

油尖旺區 九龍公園

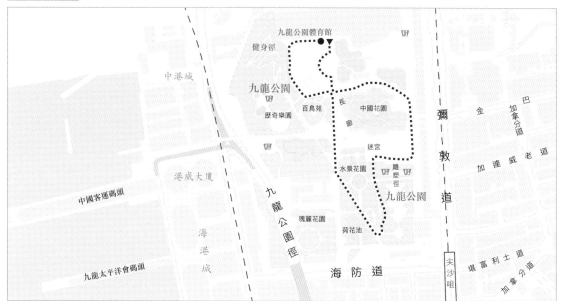

油尖旺區 尖沙咀海濱花園

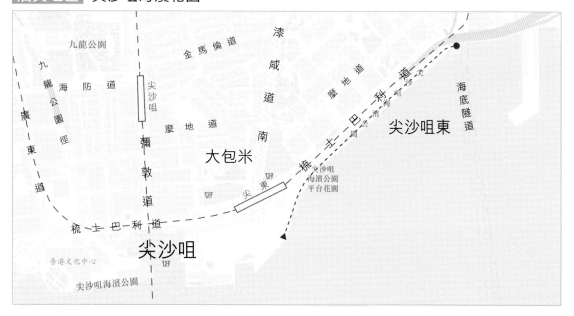

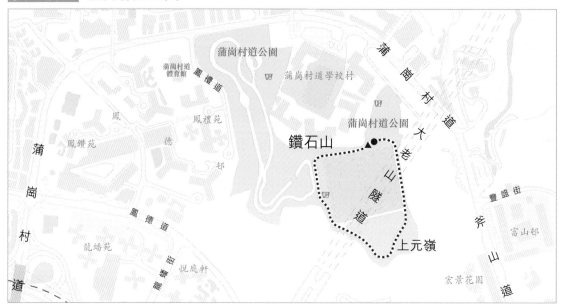

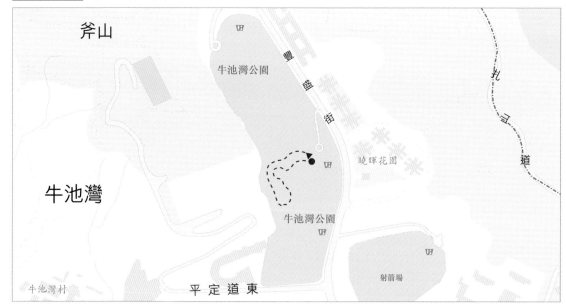

觀塘區　麗港公園

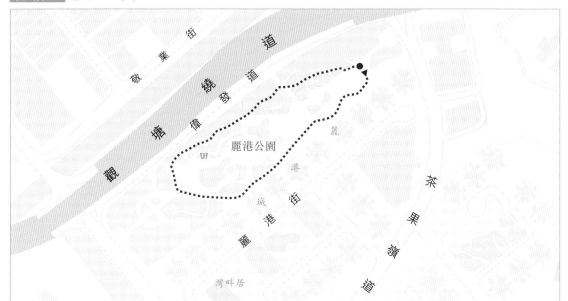

觀塘區　佐敦谷公園

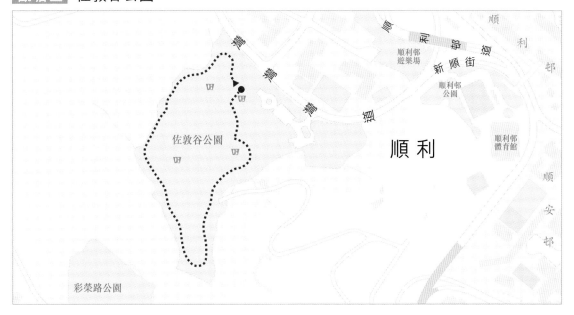

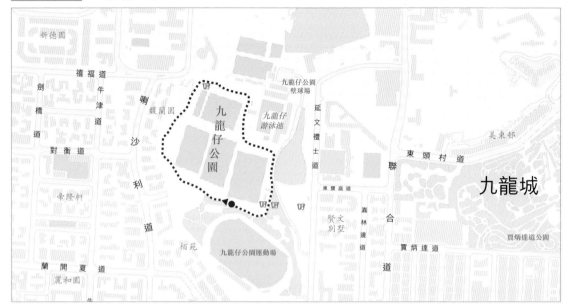

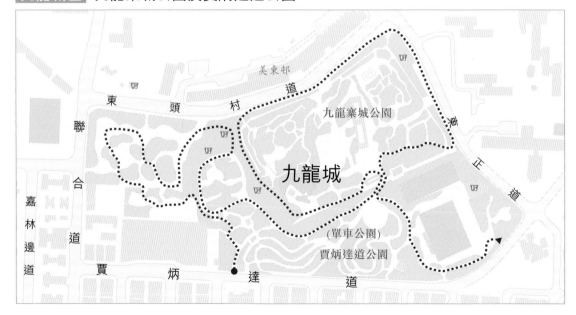

大埔區 大埔海濱公園

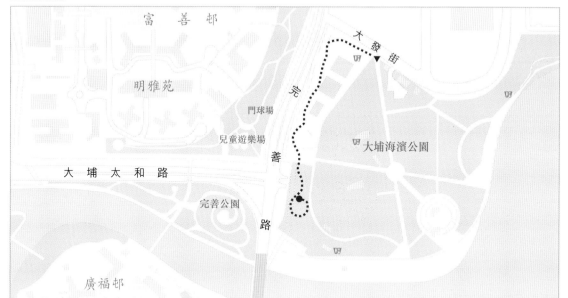

大埔區 梅樹坑遊樂場

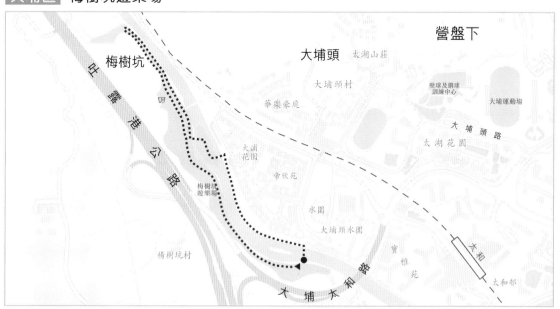

143

西貢海濱長廊

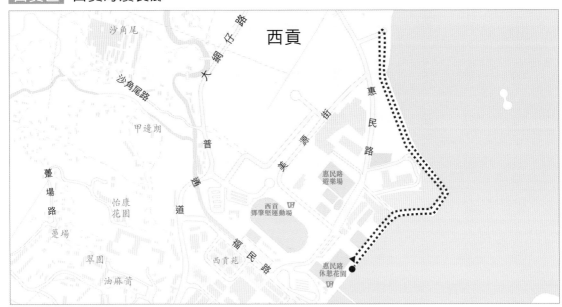

寶翠公園

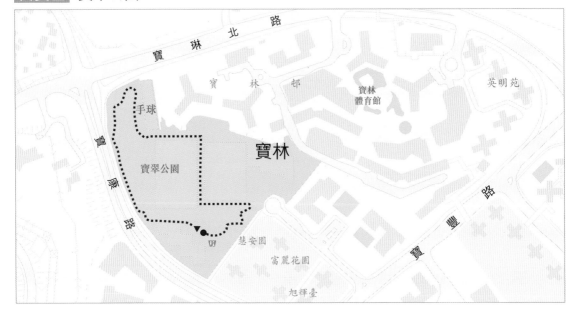

沙田區 沙田公園

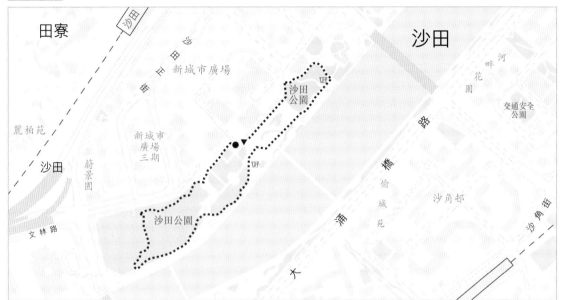

沙田區 馬鞍山公園

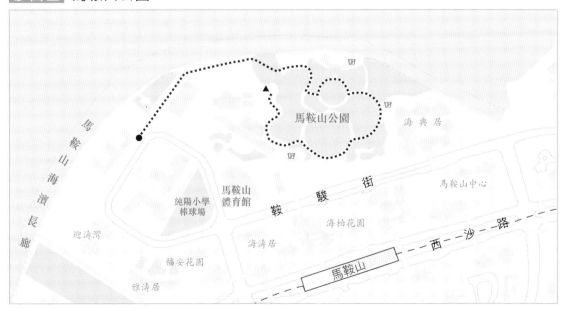

馬鞍山海濱長廊

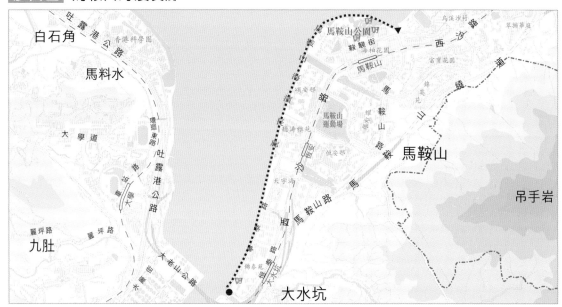

屯門公園、湖山河畔公園及湖山遊樂場

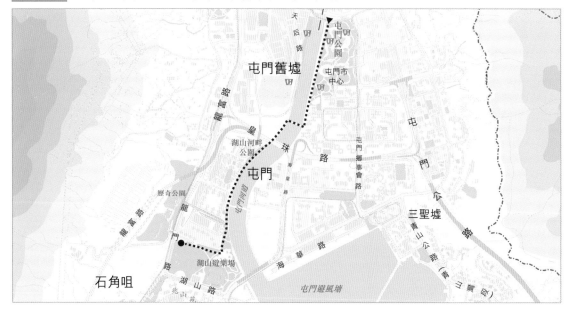

元朗區　元朗公園

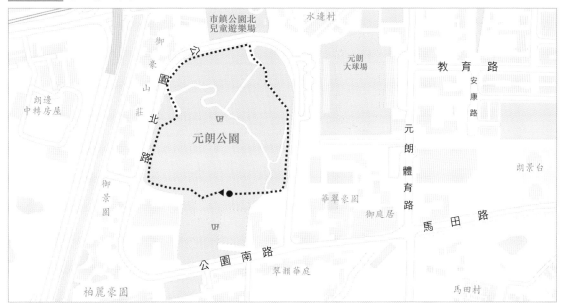

元朗區　天水圍公園

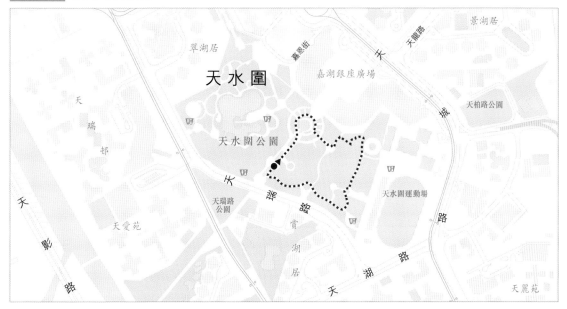

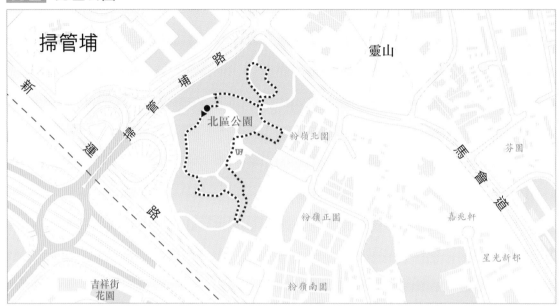

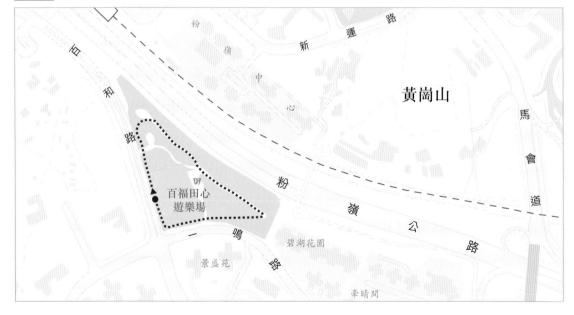

香港有哪些熱門健步路線？

荃灣區 城門谷公園

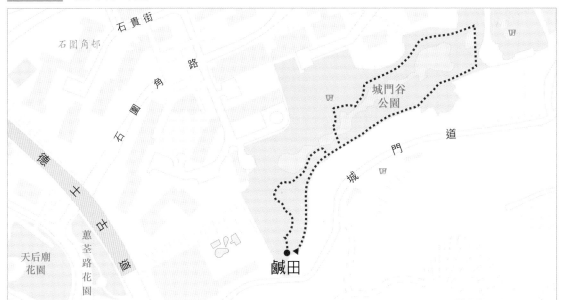

荃灣區 荃灣公園

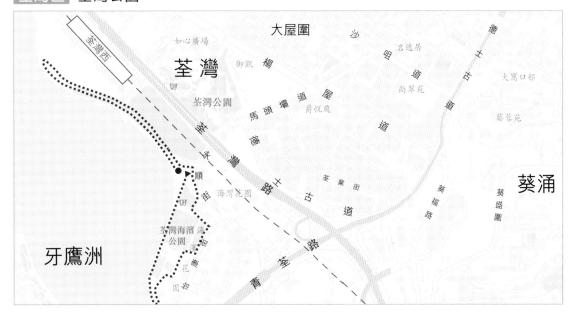

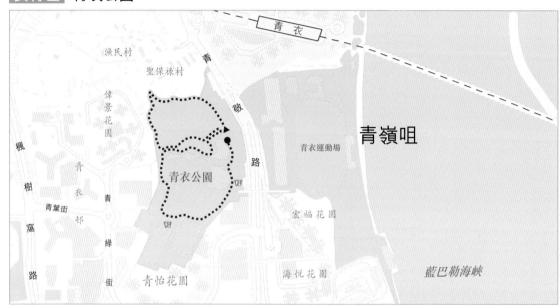

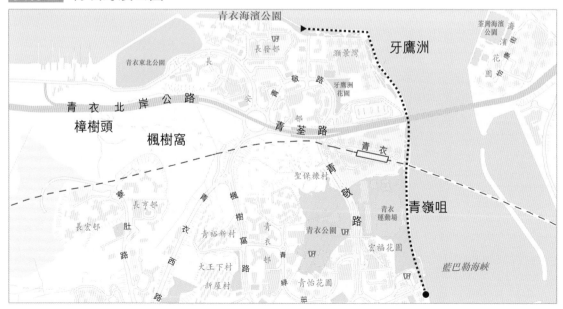

離島區 長洲運動場

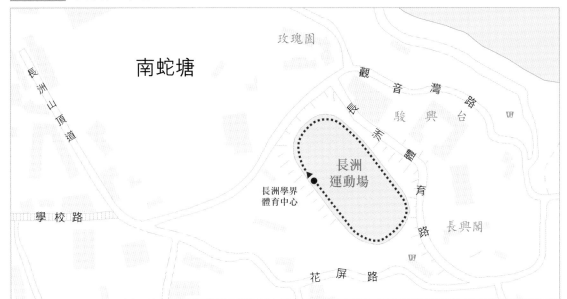

離島區 東涌北公園及文東路公園

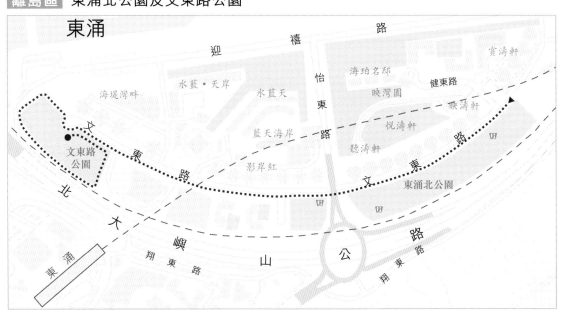

鳴謝：康樂及文化事務署
最新18區健步行路徑資料可瀏覽康樂及文化事務署製作的《健步行小冊子》
（http://www.lcsd.gov.hk/en/sportforall/common/pdf/fitness.pdf）

康文署「健步行」app

　　「健步行」是由香港特別行政區政府康樂及文化事務署（康文署）推出的智能手機應用程式，通過此手機應用程式，市民可以隨時隨地獲得康文署在全港18區設立的33條步行徑的資料，藉此鼓勵市民恆常做運動，建立健康的生活模式。

主要功能包括：

- 快速搜尋康文署在全港18區設立的33條步行徑的資料。
- 透過GPS系統搜尋鄰近的步行徑。
- 了解甚麼是「健步行」和健步行對健康的益處。
- 進行步行運動前的準備工夫。
- 建立個人檔案，計算身體質量指數（BMI）、步行的熱量消耗、目標訓練心率及每日步行數目。
- 儲存步行記錄，亦可分享至流行的社交網絡。
- 可同時瀏覽康文署網頁 www.lcsd.gov.hk 搜尋其他活動資料。

Android 下載

iPhone 下載

健步8000大行動

　　你是否有定期運動的習慣？現代都市人生活節奏急促，要騰出時間而且找到合適的場所做運動並不容易。然而我們只須要養成每日步行8000步的習慣，就可促進身心健康。

　　為關注市民的身心健康，香港醫學會自2003年起推廣「每日步行8000步」計劃，鼓勵市民使用計步器來量度每日步數，也可以記錄步行時間。一般成年人的平均步行速度為每分鐘100步。所以，午飯後步行半小時已可累積約3000步。

　　此外，你亦可以計算路程的長度。大家可能沒有察覺到，乘搭港鐵時，由鐵路站入口步行至月台，平均要步行260步。香港醫學會與港鐵合作計算出多條步行路線的距離和步數，供市民參考。

	起點	終點	步數
1	啟德花園購物商場「港鐵特惠站」	黃大仙站（C2出入口）	1250
2	華潤大廈「港鐵特惠站」	灣仔站（A5出入口）	1300
3	集成中心「港鐵特惠站」	灣仔站（A4出入口） 銅鑼灣站（B出入口）	600 860
4	大窩口邨商場「港鐵特惠站」	大窩口站	850
5	企業廣場「港鐵特惠站」	九龍灣站（A出入口）	1500
6	英皇娛樂廣場「港鐵特惠站」	荃灣站（B出入口）	760
7	和富中心「港鐵特惠站」	北角站（A1出入口） 炮台山站（B出入口）	820 860
8	青衣青怡花園「港鐵特惠站」	青衣站（B出入口）	1100
9	長發商場「港鐵特惠站」	青衣站	800
10	駿發花園「港鐵特惠站」	油麻地站（C出入口）	450
11	新世紀廣場「港鐵特惠站」	旺角站（B3出入口） 太子站（B2出入口）	700 850
12	海港城「港鐵特惠站」	尖沙咀站（A1出入口）	809
13	半島中心「港鐵特惠站」	尖沙咀站（G出入口）	1080
14	尚德商場「港鐵特惠站」	將軍澳站（A1出入口）	830
15	富寧花園商場「港鐵特惠站」	坑口站（A出入口）	1050
16	香港站東涌線月台	中環站港島線月台 中環站荃灣線月台	480 650
17	尖沙咀星光大道（單程）		1500
18	條500米的緩跑徑		1000

　　詳情可參考網頁 http://www.hkma.org/8000steps/phase2/02-c.htm
　　有關特惠站的最新資訊，以港鐵網站資料為準。

參考文獻

Lesson 1

從小開始健步行，有益身心？

1. Knox GJ1, Baker JS, Davies B, Rees A, Morgan K, Cooper SM, Brophy S, Thomas NE. Effects of a novel school-based cross-curricular physical activity intervention on cardiovascular disease risk factors in 11- to 14-year-olds: the activity knowledge circuit. Am J Health Promot 2012;27:75-83.

2. Woo KS, Chook P, Yu CW, Sung RY, Qiao M, Leung SS, Lam CW, Metreweli C, Celermajer DS. Overweight in children is associated with arterial endothelial dysfunction and intima-media thickening. Int J Obes Relat Metab Disord 2004; 28:852-857.

3. Leung SS, Chan SM, Lui S, Lee WT, Davies DP. Growth and nutrition of Hong Kong children aged 0-7 years. J Paediatr Child Health 2000；36:56-65.

4. McManus A，Armstrong N. The physical activity pattern of boys and girls. In Gender Issues in Sport and Exercise, ed. Macfarlane, D. J., pp. 36-39. Hong Kong University Press, Hong Kong, 1997.

5. Morris JN, Hardman AE. Walking to health. Sports Med 1997;23:306-332.

什麼是健步行（brisk walking）？

1. Koppa M, Steinlechnera M, Ruedla G et al. Acute effects of brisk walking on affect and psychological well-being in individuals with type 2 diabetes. Diabetes Research and Clinical Practice. 2012 Jan; 95（1）: 25-29.

2. Scicurious. Walking or running efficiently, your locomotor muscles might not agree. Scientific American. 2012 Jan 2 .

3. Williams P.T., Thmopson P.D. Walking versus running for hypertension, cholesterol, and diabeters mellitus risk reduction. Arterioscler Thromb Vasc Biol. 2013 33:1083-1099.

4. Williams P.T. Greater weight loss from running than walking during a 6.2-yr prospective follow-up. Med Sci Sports Exerc. 2013 Apr;45（4）:706-13.

Lesson 2

有什麼訓練能提升健步行的表現？

1. http://sma.org.au/resources-advice/sports-fact-sheets/walking/
2. Ades et.al.（1996）. Weight Training Improves Walking Endurance in Healthy Elderly Persons. Annals of Internal Medicine. 124（6）568-572.
3. Ready et.al.（1996）Influence of walking volume on health benefits in women post-menopause. Medicine and Science in Sports and Exercise. 28（9）1097-1105.
4. Murphy et.al.（2002）Accumulating brisk walking for fitness, cardiovascular risk and psychological health. Medicine and Science in Sports and Exercise. 34（9）:1468-1474.
5. Suter et.al.（1994）Jogging or Walking – Comparison of Health Effects. Annals of Epidemiology. 4（5）375-381.
6. LaCroix et.al.（1996）Does walking decrease the risk of cardiovascular disease hospitalizations and death in older adults？ Journal of the American Geriatrics Society. 44（2）:113-120.
7. Rhonda et.al.（2008）. Efficacy of Progressive Resistance Training on Balance Performance in Older Adults: A Systematic Review of Randomized Controlled Trials. Sports Medicine. 38（4）: 317-343.

Lesson 3

素食運動者該吃些什麼？

1. Peter Brukner et al: Clinical Sports Medicine（4th edition）2012, 140-142
2. Nutrition and Athletic performance. J Am Diet Assoc 2009; 109:509-27.

Lesson 4

行山有什麼須注意？

- http://www.lcsd.gov.hk/en/healthy/common/download/Hiking_other.pdf

發生事故時，如何進行簡單急救？

- http://www.gov.hk/tc/residents/culture/trail/country/outdoorincident.htm
- http://sma.org.au/wp-content/uploads/2011/03/beat-the-heat-2011.pdf
- http://sma.org.au/wp-content/uploads/2009/05/hot-weather-guidelines-web-download-doc-2007.pdf

什麼是高山反應？ 遇到時如何保命？

- Imray, Chris, et al. "Acute mountain sickness: pathophysiology, prevention, and treatment." Progress in cardiovascular diseases 52.6（2010）: 467-484.

Lesson 5

暴走鞋及搖擺鞋適合步行嗎？

1. Root ML, Orien WP, Weed JH, RJ Hughes: Biomechanical Examination of the Foot, Volume 1. Clinical Biomechanics Corporation, Los Angeles, 1971.

2. Root ML, Orien WP, Weed JH: Normal and Abnormal Function of the Foot. Clinical Biomechanics Corp., Los Angeles, CA, 1977.

3. Fuller EA, Kirby KA: Subtalar joint equilibrium and tissue stress approach to biomechanical therapy of the foot and lower extremity. In Albert SF, Curran SA（eds）: Biomechanics of the Lower Extremity: Theory and Practice, Volume 1. Bipedmed, LLC, Denver, 2013, pp. 205-264.

4. Nigg BM, Nurse MA. Stefanyshyn DJ. Shoe inserts and orthotics for sports and physical activities. Med Sci Sports Exerc 31:S421-S428, 1999.

健步有助治療扁平足嗎？

1. Bek N, Oznur A, Kavlak Y, Uygur F. The effect of orthotic treatment of posterior tibial tendon insufficiency on pain and disability. The Pain Clinic. 2003;15:345-350.

2. Butler RJ, Hillstrom H, Song J, et al. Arch height index measurement system: establishment of reliability and normative values. J Am Podiatr Med Assoc. 2008;98:102-106.

3. Nigg BM, Nurse MA. Stefanyshyn DJ. Shoe inserts and orthotics for sports and physical activities. Med Sci Sports Exerc 31:S421-S428, 1999.

只有穿着高跟鞋步行才會引致拇趾外翻嗎？

1. Hannan MT, et al. Hallux valgus and pes cavus are highly heritable in older men and women: The Framingham Foot Study. Paper #1329. Presented at the 2010 Annual Scientific Meeting of the American College of Rheumatology. November 7-11, 2010. Atlanta.

2. Butler RJ, Hillstrom H, Song J, et al. Arch height index measurement system: establishment of reliability and normative values. J Am Podiatr Med Assoc. 2008;98:102-106.

3. Fuller EA, Kirby KA: Subtalar joint equilibrium and tissue stress approach to biomechanical therapy of the foot and lower extremity. In Albert SF, Curran SA(eds): Biomechanics of the Lower Extremity: Theory and Practice, Volume 1. Bipedmed, LLC, Denver, 2013, pp. 205-264.

4. Nigg BM, Nurse MA. Stefanyshyn DJ. Shoe inserts and orthotics for sports and physical activities. Med Sci Sports Exerc 31:S421-S428, 1999. 24. Payne CB, Dananberg HJ. Sagittal plane facilitation of the foot. Australasian J Pod Med. 31:7-11, 1997.

5. Dananberg HJ. Sagittal plane biomechanics. JAPMA 90:47-50, 2000.

步行過多會引致盲腸炎？

1. Chronic Appendicitis Presenting as Low Back Pain in a Recreational Athlete. Clin J Sport Med 2002;12:184-6.

2. Clinical practice. Suspected appendicitis. N Engl J Med 2003;348:236-42.

為什麼走得快會小腹痛？

1. Evaluation of the Athlete With Exertional Abdominal Pain. Curr Sports Med Rep 2010;9:106-10.

2. Characteristics and etiology of exercise-related transient abdominal pain. Med Sci Sports Exerc. 2000;32:432-8.

Lesson 6

腦退化症患者怎麼做？

1. Erickson, K. I., Voss, M. W., Prakash, R. S., Basak, C., Szabo, A., Chaddock, L., . . . Kramer, A. F. (2011). Exercise training increases size of hippocampus and improves memory. Proc Natl Acad Sci U S A, 108 (7), 3017-3022.

2. Lam, L. C. W., Chau, R. C. M., Wong, B. M. L., Fung, A. W. T., Tam, C. W. C., Leung, G. T. Y., . . . Chan, W. M. (2012). A 1-Year Randomized Controlled Trial Comparing Mind Body Exercise (Tai Chi) With Stretching and Toning Exercise on Cognitive Function in Older Chinese Adults at Risk of Cognitive Decline. Journal of the American Medical Directors Association, 13 (6), 568.e515-568.e520.

3. Robinson, L., Hutchings, D., Corner, L., Beyer, F., Dickinson, H., Vanoli, A., ... & Bond, J. (2006). A systematic literature review of the effectiveness of non-pharmacological interventions to prevent wandering in dementia and evaluation of the ethical implications and acceptability of their use. Health technology assessment (Winchester, England), 10 (26), iii-ix.

4. Heyn, P., Abreu, B. C., & Ottenbacher, K. J. (2004). The effects of exercise training on elderly persons with cognitive impairment and dementia: a meta-analysis. Archives of physical medicine and rehabilitation, 85 (10), 1694-1704.

5. Pitkälä, K., Savikko, N., Poysti, M., Strandberg, T., & Laakkonen, M. L. (2013). Efficacy of physical exercise intervention on mobility and physical functioning in older people with dementia: a systematic review. Experimental gerontology, 48 (1), 85-93.

6. Heyn, P., Abreu, B. C., & Ottenbacher, K. J. (2004). The effects of exercise training on elderly persons with cognitive impairment and dementia: a meta-analysis. Archives of physical medicine and rehabilitation, 85 (10), 1694-1704.

7. Erickson, K. I., Voss, M. W., Prakash, R. S., Basak, C., Szabo, A., Chaddock, L., ... & Kramer, A. F. (2011). Exercise training increases size of hippocampus and improves memory. Proceedings of the National Academy of Sciences, 108 (7), 3017-3022.

8. Kemoun, G., Thibaud, M., Roumagne, N., Carette, P., Albinet, C., Toussaint, L., ... & Dugué, B. (2010). Effects of a physical training programme on cognitive function and walking efficiency in elderly persons with dementia. Dementia and Geriatric Cognitive Disorders, 29 (2), 109-114.

9. Venturelli, M., Scarsini, R., & Schena, F. (2011). Six-month walking program changes cognitive and ADL performance in patients with Alzheimer. American journal of Alzheimer's disease and other dementias, 26 (5), 381-388.

10. Heyn, P., Abreu, B. C., & Ottenbacher, K. J. (2004). The effects of exercise training on elderly persons with cognitive impairment and dementia: A meta-analysis. Archives of Physical Medicine and Rehabilitation, 85 (10), 1694-1704.

11. McCurry, S. M., Pike, K. C., Vitiello, M. V., Logsdon, R. G., Larson, E. B., & Teri, L. (2011). Increasing Walking and Bright Light Exposure to Improve Sleep in Community - Dwelling Persons with Alzheimer's Disease: Results of a Randomized, Controlled Trial. Journal of the American Geriatrics Society, 59 (8), 1393-1402.

12. Tappen, R. M., Williams, C. L., Barry, C. and DiSesa, D. (2002). Conversation intervention with Alzheimer's patients: Increasing the relevance of communication. Clinical Gerontologist, 24, 63-75.

糖尿病患者怎麼做？

1. American Diabetes Association. Standards of medical care in diabetes - 2014. Diabetes Care 2014; 37 Suppl 1: S14-S80.

2. Qiu S, Cai X, Schumann U et al. Impact of walking on glycemic control and other cardiovascular risk factors in type 2 diabetes: a meta-analysis. PLOS ONE 2014; 9 (10):e109767.

3. Balducci S, Sacchetti M, Haxhi J et al. Physical exercise as therapy for type 2 diabetes mellitus. Diabetes Metab Res Rev 2014; 30 Suppl 1: 13-23.

情緒病人士怎麼做？

1. Agudelo, Leandro Z. et al. Muscle PGC-1 α 1 Modulates Kynurenine Metabolism and Mediates Resilience to Stress-Induced Depression. Cell 2014; 150 (1) : 33–45.

2. Pereira S. M. P. et al Depressive Symptoms and Physical Activity During 3 Decades in Adult Life Bidirectional Associations in a Prospective Cohort Study. JAMA Psychiatry. 2014; 71 (12):1373-1380.

3. Cooney GM et al Exercise for depression. Cochrane Database of Systematic Reviews 2013, Issue 9. Art. No.: CD004366. DOI: 10.1002/14651858.CD004366.pub6.

4. Wong W. S. Fielding R. Prevalence of insomnia among Chinese adult in Hong Kong: a population-based study. J Sleep Res. 2009; 20:117-126.

5. Great British Survey 2012. www.greatbritishsleepsurvey.com.

6. Diver H. S. Taylor S. R. Exercise and Sleep. Sleep Medicine Review 2009 20:117-126.

呼吸道疾病患者怎麼做？

• S Spruit MA, Singh SJ, Garvey C, et al. An official American Thoracic Society/European.

- Respiratory Society statement: key concepts and advances in pulmonary rehabilitation. Am J Respir Crit Care Med. 2013 Oct 15;188（8）: e13-64.

肥胖兒童怎麼做？

1. Ford PA, Perkins G, Swaine I. Effects of a 15-week accumulated brisk walkin g programme on the body composition of primary school children. J Sports Sci 2013;31:114-122.

2. Knox GJ1, Baker JS, Davies B, Rees A, Morgan K, Cooper SM, Brophy S, Thomas NE. Effects of a novel school-based cross-curricular physical activity intervention on cardiovascular disease risk factors in 11- to 14-year-olds: the activity knowledge circuit. Am J Health Promot 2012;27:75-83.

3. Zakrzewski JK, Tolfrey K. Comparison of fat oxidation over a range of intensities during treadmill and cycling exercise in children. Eur J Appl Physiol 2012;112:163-171.

4. Woo KS, Chook P, Yu CW, Sung RY, Qiao M, Leung SS, Lam CW, Metreweli C, Celermajer DS. Overweight in children is associated with arterial endothelial dysfunction and intima-media thickening. Int J Obes Relat Metab Disord 2004;28:852-857.

5. Sung RY, Tong PC, Yu CW, Lau PW, Mok GT, Yam MC, Lam PK, Chan JC. High prevalence of insulin resistance and metabolic syndrome in overweight/obese preadolescent Hong Kong Chinese children aged 9-12 years. Diabetes Care 2003;26:250-251.

6. Morris JN, Hardman AE. Walking to health. Sports Med 1997;23:306-332.

準媽媽怎麼做？

1. Exercise During Pregnancy and the Postpartum Period by American College of Obstetrics and Gynecology.

2. Impact of Physical Activity during Pregnancy and Postpartum on Chronic Disease Risk - MEDICINE & SCIENCE IN SPORTS & EXERCISE 2006

3. Physical Activity Before and During Pregnancy and Risk of Gestational Diabetes Mellitus
Diabeties Care 2011 vol.34. no.1 223-229.

4. Beginning regular exercise in early pregnancy: Effect on fetoplacental growth American Journal of Obstetrics and Gynecology Volume 183, Issue 6, December 2000, Pages 1484-1488.

5. Morphometric and neurodevelopmental outcome at age five years of the offspring of women who continued to exercise regularly throughout pregnancy The Journal of Pediatrics Volume 129, Issue 6, December 1996, Pages 856-863.